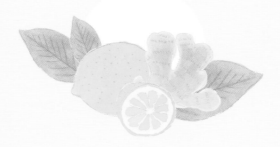

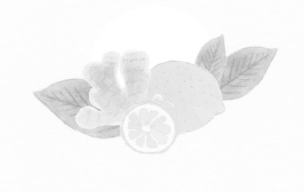

하루 한 번,
레몬 식초와
초생강을
먹어라

"TSUKURIOKI LEMON-SU & SU-SHOGA DE KETSURYU GA YOKUNARU! MOSAIKEKKAN GA FUERU!
KARADAJU WAKAGAERU!" supervised by Hideyuki Negoro, cooking supervised by Sayuri Sone
Copyright © NIHONBUNGEISHA Co., Ltd. 2017
All rights reserved.
First published in Japan by NIHONBUNGEISHA Co., Ltd., Tokyo
This Korean edition published by arrangement with NIHONBUNGEISHA Co., Ltd., Tokyo
in care of Tuttle-Mori Agency, Inc., Tokyo through Double J Agency, Gyeonggi-do.

이 책은 더블제이 에이전시를 통한 저작권자와의 독점계약으로 ㈜북스고에서 출간되었습니다.
저작권법에 의해 한국 내에서 보호를 받는 저작물이므로 무단전재와 복제를 금합니다.

하루 한 번,
레몬 식초와 초생강을 먹어라

펴낸날 초판 1쇄 2019년 4월 25일
         2쇄 2023년 12월 19일

지은이 네고로 히데유키
감 수 소네 사유리
옮긴이 부윤아

펴낸이 강진수
편 집 김은숙, 유지수

인 쇄 (주)사피엔스컬처

펴낸곳 (주)북스고 | **출판등록** 제2017-000136호 2017년 11월 23일
주 소 서울시 중구 서소문로 116 유원빌딩 1511호
전 화 (02) 6403-0042 | **팩 스** (02) 6499-1053

ⓒ 네고로 히데유키, 2019

• 이 책은 저작권법에 따라 보호를 받는 저작물이므로 무단 전재와 무단 복제를 금지하며,
  이 책 내용의 전부 또는 일부를 이용하려면 반드시 저작권자와 (주)북스고의 서면 동의를 받아야 합니다.
• 책값은 뒤표지에 있습니다. 잘못된 책은 바꾸어 드립니다.

ISBN 979-11-89612-22-1 13510

책 출간을 원하시는 분은 이메일 booksgo@naver.com로 간단한 개요와 취지, 연락처 등을 보내주세요.
Booksgo는 건강하고 행복한 삶을 위한 가치 있는 콘텐츠를 만듭니다.

당뇨병, 고혈압, 고지혈증, 위장질환으로 고생하는 당신을 위한 건강비결

하루 한 번,
레몬식초와
초생강을
먹어라

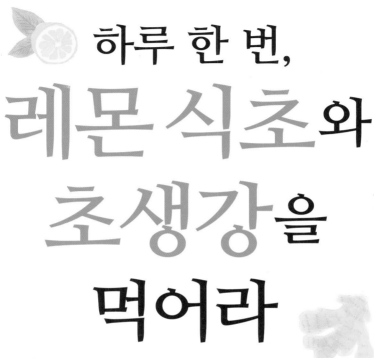

네고로 히데유키 지음 | 소네 사유리 감수

부윤아 옮김

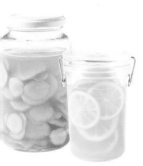

생기있는 피부를 유지할 수 있는 **초건강 레시피**

하버드 의대 교수가 알려주는 젊음과 건강을 지키는 **최고의 습관**

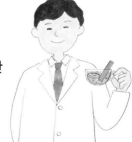

Booksgo

레몬 식초와 초생강으로
건강을 지켜라

바로 '모세혈관'

내과의사로 현대 의학의 최전선에서 순환기계, 위장질환, 당뇨병 등 수많은 환자를 진찰하고 치료하며 연구를 거듭하면서 다양한 병의 원인은 생활습관에 많은 영향을 받는다는 사실을 느꼈다. 또한 당뇨병, 고혈압, 고지혈증, 위장질환 같은 생활습관과 밀접한 대부분의 병은 모세혈관에서 오는 병이라고 할 수 있다. 모세혈관은 몸을 젊고 건강하게 유지하는 생명선이라고 할 수 있다. 하지만 모세혈관은 나이가 들면서 몸이 노화되거나 흐트러진 생활습관으로 쉽게 손상을 받는다.

모세혈관은 '식사, 운동, 휴식'으로 충분히 관리할 수 있다. 이 책에서는 모세혈관을 건강하고 젊게 유지시키는 데 도움이 되는 '레몬 식초'와 '초생강'의 활용법과 흐트러진 자율 신경을 정돈하는 올바른 '휴식', 모세혈관 끝까지 혈액순환이 좋아지는 '운동'을 소개한다.

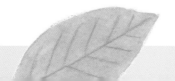

우리 몸이 어떻게 활동하고 있는지 살펴보고 모세혈관을 관리해야 하는 이유를 먼저 이해하자. 이유를 알면 일상생활 속에서 무리하지 않아도 '모세혈관의 안티에이징'을 즐겁게 실천할 수 있을 것이다.

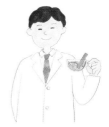

의학박사
네고로 히데유키

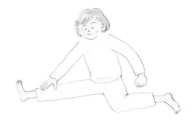

contents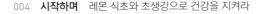

1장 레몬 식초

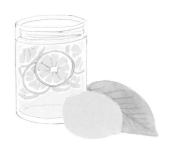

그때그때 맞춰먹자!
레몬 식초의 효능이 올라가는 음식 궁합 레시피

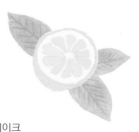

2장 초생강

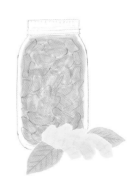

3장 휴식과 운동

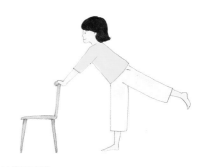

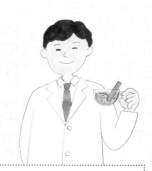

알아두면 좋아요

- 전자레인지는 600W를 기준으로 가열 시간을 표시하였습니다. 가열 시간은 500W일 경우 1.2 배, 700W일 경우 0.8배로 조절하세요.

- 1큰술=15ml, 1작은술=5ml입니다.

- 소금은 '천일염'을 사용합니다. 정제염으로도 사용할 수 있지만 미네랄 함유량이 더 많은 천일 염 사용을 추천합니다.

- 올리브오일은 '엑스트라버진 올리브오일'을 사용합니다.

- 식용유는 '유채 기름', '맑은 참기름(참깨를 볶지 않고 짠 기름)' 사용을 추천합니다.

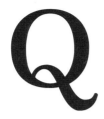 모세혈관을 관리하면
몸이 젊어지나요?

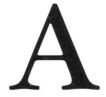 몸의 구석구석에 혈액을 운반
하는 모세혈관이 건강과 아름
다움의 기본이죠.

레몬 식초와 초생강이 모세혈
관의 젊음을 되찾는 데에 도움
을 줄 것입니다.

여러분의 모세혈관은 건강한가요?

체크한 항목이 많을수록 모세혈관의 건강이 많이 나쁜 상태예요.

당신의 모세혈관은 건강한가요?

- ☐ 쉽게 멍이 들고 상처가 잘 낫지 않는다.
- ☐ 얼굴의 혈색이 나쁘다, 피부가 건조하다, 피부가 칙칙하다, 뾰루지가 나는 등 피부 트러블이 쉽게 생긴다.
- ☐ 눈곱, 안구건조, 침침함, 아래의 눈꺼풀 안쪽이 흰 편이다.
- ☐ 입이 잘 마른다, 입술, 잇몸, 혀의 색이 나쁘다, 설태가 많다, 치주질환, 구취가 심하다.
- ☐ 코피, 콧물이 자주 난다.
- ☐ 가슴 두근거림, 부정맥, 어지럼증, 고혈압 증상이 있다.
- ☐ 두통, 요통, 관절통, 어깨나 목 결림, 귀 울림, 귓불에 세로 주름이 늘었다.
- ☐ 건망증, 짜증, 우울, 의욕을 상실하는 일이 잦아졌다.
- ☐ 쉽게 잠들지 못하거나 깊이 잠들지 못하고 한밤중이나 이른 새벽에 잠이 깬다.
- ☐ 감기에 쉽게 걸린다, 쉽게 피로해진다, 몸이 나른해지고 컨디션이 좋아지지 않는다.
- ☐ 손발이 차다, 저리다, 떨린다, 붓는다, 발꿈치 통증이 있다.
- ☐ 위장 상태가 좋지 않다, 술이 약해졌다.
- ☐ 치질, 빈뇨, 생리통, 생리불순, 성교통, 갱년기 장애, 발기부전이 있다.
- ☐ 손톱이 하얗다, 약하다, 줄무늬가 생기고 울퉁불퉁하다.

손톱으로 말초 모세혈관 상태를 살펴보자

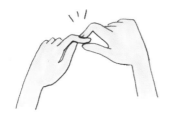

1 검지 손톱의 위아래를 반대쪽 손가락으로 잡고 5초 동안 강하게 누른다.

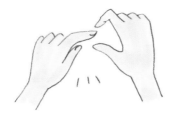

2 손을 떼고 손톱의 색을 확인한다.

2초 안에 붉은 기가 돌면 건강한 상태다.

손톱은 말초 모세혈관이 비치는 부분이다

손톱으로 보이는 모세혈관을 관찰하여 모세혈관의 혈액순환 상태를 확인하자. 건강하다면 잠깐 혈액이 통하지 않아도 금세 모세혈관으로 돌아오기 때문에 2초 안에 붉은 기를 되찾는다. 붉은 기가 돌아오기까지 2초 이상 걸린다면 말초 기관의 혈액순환이 나쁘다는 신호일 수 있다. 구급의료나 재해 의료 현장에서도 사용하는 검사방법이므로 자신의 상태를 꼭 확인해보자.

모세혈관은
건강과 아름다움을 만드는
인체 최대의 장기

 혈관이라고 하면 대부분 동맥과 정맥을 떠올린다. '모세혈관은 동맥과 정맥에 붙어 있는 것이 아닌가'라고 생각한다면 큰 착각이다. 실제로는 혈관 중에서 가장 중요한 역할을 하는 곳이 바로 모세혈관이기 때문이다.
 '사람은 혈관과 함께 늙어간다'는 한 의사의 유명한 말이 있다. 이것을 최근 의료 상식으로 바꿔 말하면 '사람은 모세혈관과 함께 늙어간다'라고 할 수 있다.
 정말 모세혈관이 그렇게 중요할까?

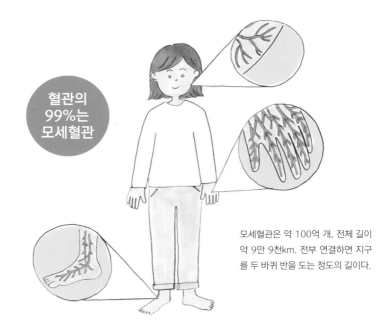

혈관의
99%는
모세혈관

모세혈관은 약 100억 개, 전체 길이 약 9만 9천km. 전부 연결하면 지구를 두 바퀴 반을 도는 정도의 길이다.

아래의 그림을 살펴보자. 모세혈관은 몸 전체의 구석구석까지 뻗어 몸을 둘러싸고 있다. 그 비율은 전체 혈관의 99%나 된다. 직경이 약 100분의 1mm밖에 안되는 가는 모세혈관이 머리끝부터 발끝까지 몸 전체를 구석구석 돌고 동맥과 정맥을 이어주며 온갖 생명 활동을 지탱한다.

영양과 산소를 몸 속 조직에 전달하는 일도, 불필요해진 노폐물과 이산화탄소를 골라내어 배출을 도와주는 일도 모세혈관의 역할이다. 나아가 혈당치를 조절하거나 생리의 시작을 조절하는 호르몬, 병균이나 외부에서 들어오는 나쁜 물질로부터 몸을 지키기 위해 면역물질을 필요한 조직에 전달하는 일, 체온을 조절하는 일도 모세혈관이 한다.

이런 활동은 '인체 최대의 장기'라고 불러도 좋을 만큼 중요하다. 이렇게 모세혈관은 쉬지 않고 우리의 건강과 아름다움을 유지하게 만든다.

모세혈관

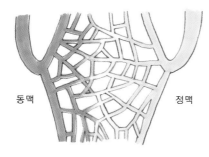

동맥   정맥

바로 모세혈관

정맥과 동맥을 이어주고 몸 전체에 자리 잡고 있는 60조 개가 넘는 세포 하나하나의 활동을 지탱해주는 것이 모세혈관이다. 혈관벽에는 주피세포가 있어 모세혈관의 회복 및 증강을 담당한다.

혈관 단면도

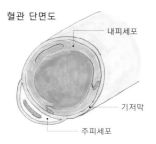

내피세포

기저막

주피세포

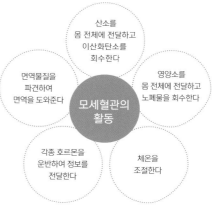

산소를 몸 전체에 전달하고 이산화탄소를 회수한다

영양소를 몸 전체에 전달하고 노폐물을 회수한다

면역물질을 파견하여 면역을 도와준다

모세혈관의 활동

각종 호르몬을 운반하여 정보를 전달한다

체온을 조절한다

모세혈관은
나이가 들면
차츰 쇠약해진다

　나이가 들면 피부, 머리카락, 근육이 쇠약해지고 쉽게 피곤해지거나 살이 찌기 쉬운 체질로 변하는 등 건강이 나빠지고 몸이 늙고 있음을 느낀다. 그런 증상 뒤에 숨어 있는 것이 모세혈관의 노화다. 동맥과 정맥은 나이가 들어도 줄지 않지만, 모세혈관은 40대부터 노화가 시작되어 60대가 되면 20대에 비해 고스트화되어(관은 있지만 혈액이 흐르지 않는 상태) 기능을 잃어버린 모세혈관이 40%나 된다.

　모세혈관은 몸 속의 조직이 건강하게 활동하기 위한 생명선이다. 쇠약해지거나 혈관수가 줄어들면 몸의 온갖 기능이 저하되어 나쁜 증상을 일으킨다.

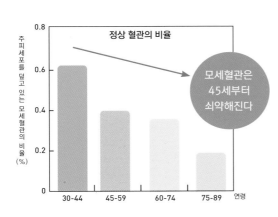

정상 혈관의 비율

모세혈관은
45세부터
쇠약해진다

주피세포를 덮고 있는 모세혈관의 비율 (%)

Kajiya K.al.J Dermatol Sci. 2011(발췌인용)

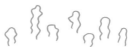

고스트화된 모세혈관
굵기와 모양이 일정하지 않아 혈류가 부족하여 도중에 수축한 상태

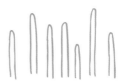

건강한 모세혈관
굵기가 균일하고 똑바로 뻗어있고 실핀 모양처럼 U턴 한다

위장의 모세혈관이 노화되어 영양소를 운반하고 노폐물을 배출하는 기능이 원활하게 이뤄지지 않으면 변비나 설사를 일으킨다. 나아가 노폐물이 배출되지 않고 쌓이면 피부 트러블, 두통, 어깨 결림, 면역력 저하도 쉽게 일어난다.

모세혈관이 모여 있어 노폐물의 여과와 혈압조절을 담당하는 신장은 모세혈관이 노화되면 심각한 데미지를 입는다. 당뇨병으로 고혈당 상태가 이어지면 전신의 모세혈관에서 대사장애가 일어나 신장병, 망막증, 신경장애 등 합병증을 일으킬 위험이 높다.

또한 많은 혈액 공급이 필요한 뇌도 모세혈관의 노화로 심각한 상태를 불러온다. 미세한 뇌경색으로 뇌세포가 괴사하면 기억력 저하나 치매의 원인이 되기도 한다. 그 외에도 모세혈관의 혈류부족에 따른 어깨 결림과 요통, 생리통과 갱년기 장애, 발기부전 등 다양한 증상이 일어나기 쉽다.

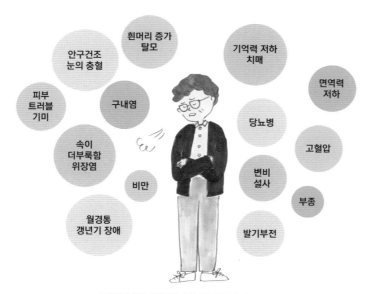

모세혈관이 쇠약해지면 이런 증상이 나타난다

모세혈관은
나이에 상관없이
증가시킬 수 있다

　나이가 들면 신체 건강에 중요한 역할을 맡고 있는 모세혈관이 줄어든다는 이야기를 듣고 충격을 받은 사람도 있을 것이다. 하지만 걱정할 필요는 없다. 생활습관을 고치고 개선하면 모세혈관이 약해지는 것을 막을 수 있다. 뿐만 아니라 약해진 모세혈관을 건강하게 만들거나 모세혈관의 수를 늘릴 수도 있다.

　모세혈관이 약해지는 원인은 나이 이외에도 여러 가지가 있다.

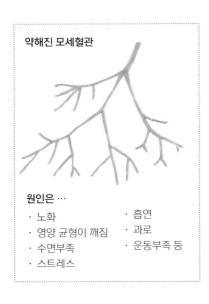

약해진 모세혈관

원인은 …
- 노화
- 영양 균형이 깨짐
- 수면부족
- 스트레스
- 흡연
- 과로
- 운동부족 등

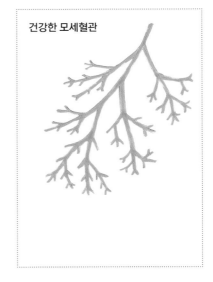

건강한 모세혈관

그 중 하나는 균형 잡히지 않은 '식사습관'이다. 염분의 과잉 섭취, 지방과 당질 섭취가 지나치거나 비타민, 미네랄, 식이섬유가 부족하면 혈액이 탁해지고 혈액순환이 악화된다. 그런 상태가 오래 지속되면 모세혈관은 약해지고 감소한다.

수면부족과 과로, 스트레스도 모세혈관을 약하게 만드는 원인 중 하나다. '휴식'의 질이 낮으면 자율 신경이 흐트러진다. 이것이 전신의 모세혈관으로 가는 혈액 공급을 악화시켜 모세혈관이 계속 손상되어 조금씩 약해지는 것이다.

'운동부족'도 마찬가지로 혈액순환을 악화시킨다. 이런 상태가 장기간 이어지면 근육량이 줄어들어 모세혈관이 감퇴한다. 또한 나이가 들면서 운동량이 줄어 근육이 약해져 모세혈관의 노쇠 속도가 빨라지는 악순환도 가져온다.

즉 '식사, 휴식, 운동'의 세 가지가 모세혈관의 힘을 키우는 열쇠다. 생활 습관의 기초가 되는 이 세 가지를 개선하는 것이 모세혈관의 노쇠를 막고 되살리기 위한 지름길이다.

모세혈관을 건강하게 만드는 3가지

식사	휴식	운동
규칙적이고 균형 잡힌 식사가 기본	적절한 휴식으로 몸의 리듬을 정돈한다	혈액순환이 원활하고 성장호르몬 분비를 돕는다
식사를 건너뛰거나 폭음, 폭식, 당질, 지방, 염분 과다 섭취를 피하고 비타민, 미네랄, 식이섬유를 충분히 섭취하면 모세혈관이 튼튼하게 기능한다.	수면 시간, 휴식 시간을 충분히 확보하면 자율 신경이 안정되어 신체 리듬이 건강하게 유지되므로 모세혈관도 건강해진다.	유산소 운동과 무산소 운동을 함께 하는 것이 효과적이다. 혈액순환, 성장호르몬 분비가 원활해져 모세혈관의 회복과 증강으로 이어진다.

레몬 식초와
초생강으로
모세혈관이 젊어진다

　식사로 섭취한 영양소가 혈액을 타고 모세혈관을 돈다. 이런 당연한 기능에 모세혈관이 젊어지는 때가 숨어 있다. 이때에 레몬 식초, 초생강을 꼭 활용했으면 한다.

　레몬 식초와 초생강의 장점은 쉽게 습관을 들일 수 있다는 것이다. 아무리 영양이 풍부한 식재료라도 한 두 번 먹는다고 건강해지지 않는다. 그런 점에서 레몬 식초와 초생강은 가정에서 손쉽게 만들어 부담 없이 섭취할 수 있다.

레몬 식초와 초생강으로 모세혈관이 젊어지는 원리

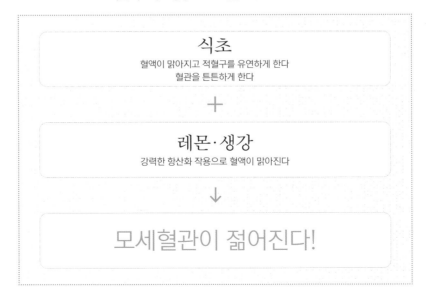

식초
혈액이 맑아지고 적혈구를 유연하게 한다
혈관을 튼튼하게 한다

+

레몬·생강
강력한 항산화 작용으로 혈액이 맑아진다

↓

모세혈관이 젊어진다!

또한 다른 어떤 식재료보다 모세혈관이 젊어지게 만드는 효능이 뛰어나다. '식초'의 신맛 성분은 혈액을 맑게 만들고 적혈구를 유연하게 하여 혈관의 혈액순환을 원활하게 만든다. 게다가 혈관(혈관 내피세포)을 건강하게 만든다.

'레몬'에는 식초의 신맛 성분과 동일한 작용을 하는 구연산이 풍부하다. 또한 껍질에 포함되어 있는 에리오시트린이라는 폴리페놀은 강한 항산화 성분을 가지고 있다. 비타민 C와 함께 혈관의 산화를 막고 혈액을 맑게 만들고 모세혈관이 젊어지는 데 도움을 준다.

'생강'의 매운맛 성분인 진저론과 쇼가올도 우수한 항산화 성분이다. 혈액을 맑게 만들고 몸을 따뜻하게 만들기 때문에 모세혈관의 혈액순환 촉진에 도움이 된다.

식초+α의 힘에 따른 상승 효과야말로 두 가지 식초의 최대 매력이다.

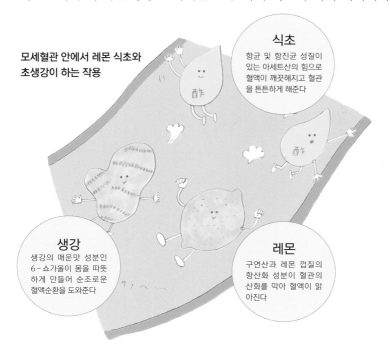

모세혈관 안에서 레몬 식초와 초생강이 하는 작용

식초
항균 및 항진균 성질이 있는 아세트산의 힘으로 혈액이 깨끗해지고 혈관을 튼튼하게 해준다

생강
생강의 매운맛 성분인 6-쇼가올이 몸을 따뜻하게 만들어 순조로운 혈액순환을 도와준다

레몬
구연산과 레몬 껍질의 항산화 성분이 혈관의 산화를 막아 혈액이 맑아진다

1 다이어트

식초와 레몬에 모두 포함되어 있는 신맛 성분이 지방 연소를 도와준다. 또한 레몬 껍질에 풍부하게 포함되어 있는 폴리페놀의 한 종류인 에리오시트린이 지방 흡수를 억제하고 체외 배출을 촉진하여 체지방 감소에 도움이 된다.

2 건강하고 깨끗한 피부와 머리카락

레몬 식초의 항산화 작용, 혈당치 억제 작용이 노화의 원인이 되는 산화와 당화로부터 세포를 지켜 안티에이징 효과를 높인다. 레몬 껍질에 풍부하게 함유된 비타민 C는 피부의 탄력을 받쳐주는 콜라겐을 만드는 데도 빠트릴 수 없는 성분이다.

4 맑은 혈액

모세혈관은 적혈구가 아슬아슬하게 통과할 정도로 가늘다. 식초는 적혈구를 유연하게 만들어 모세혈관을 쉽게 통과할 수 있도록 만든다. 또한 혈액을 맑게 만들어 혈관(혈관 내피세포)을 건강하게 만든다.

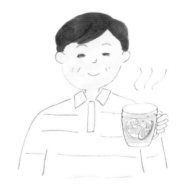

5 피로회복

신맛 성분이 '구연산 회로'라고 불리는 에너지 생산 시스템을 원활하게 움직여 피로회복에 좋다. 피로의 원인이 되는 활성산소를 레몬 껍질에 포함된 항산화 성분으로 제거한다.

6 디톡스

레몬 식초에는 알코올과 요산의 배출을 도와주는 비타민 C가 풍부하게 함유되어 있다. 숙취 예방과 간 보호, 통풍과 요로결석 예방에도 효과적이다. 특히 술을 마신 후에 레몬 식초 드링크를 마시면 좋다.

3 고혈압 개선

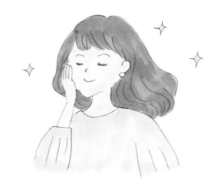

뇌졸중과 심장병의 원인 중 하나로 여겨지는 고혈압. 레몬에 함유된 항산화 성분이 혈액을 맑게 만든다. 식초에 함유된 아데노신이라는 성분이 혈관을 탄력 있고 부드럽게 한다. 이런 이중 효과로 혈관에 부담을 줄여 혈압을 개선한다.

레몬 식초의 힘! 베스트 8

몸 구석구석에서부터 건강하고
아름답게 만드는 다양한 효과가 주목된다.

7 면역력 강화

레몬에 함유되어 있는 비타민 C는 면역 세포를 활성화시키고, 레몬 껍질에 함유된 에리오시트린은 면역 세포의 산화를 억제한다. 식초에는 강력한 항균 작용이 있기 때문에 감기 예방에도 효과가 높다.

8 릴렉스

레몬의 상큼한 향기는 리모넨이라는 정유 성분이다. 아로마 오일에도 사용되어 기분이 릴렉스되는 효과가 있다고 알려져 있다. 레몬의 비타민 C에는 항스트레스 효과도 있기 때문에 짜증을 가라앉히고 싶을 때도 꼭 활용해보자.

1 안티에이징

생강 특유의 매운맛 성분인 진저론과 쇼가올은 강력한 항산화 효과가 있다. 세포의 산화를 막아 피부와 혈관, 혈액은 물론 몸속 조직의 노화 예방에 좋다. 생기 넘치는 몸 만들기를 도와준다.

2 냉증 개선

생강은 몸을 따뜻하게 만들기 때문에 한방약제로 사용할 만큼 오래전부터 애용되었다. 특히 그 효과를 내는 것이 껍질에 함유된 쇼가올이라는 매운맛 성분이다. 이 성분은 혈액순환을 원활하게 만들고 발한, 이뇨작용으로 부종 개선에도 효과가 있다.

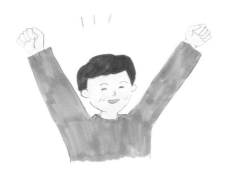

5 면역력 강화

생강에 함유된 매운맛 성분에는 백혈구를 증가시키고 면역을 강화시키는 기능이 있다. 기관지 등의 염증을 일으키는 세균에 대항하는 힘과 체온을 올리는 힘의 상승 효과로 면역력을 향상시킨다.

6 위장 기능 개선

익히지 않은 생강에는 단백질 분해효소가 함유되어 있어 위장의 소화 흡수 부담을 줄인다. 또한 생강은 몸을 따뜻하게 만들어 위장내벽의 혈액순환이 촉진되고 활성화된다. 소화는 물론 배변도 원활해진다.

7 결림 완화

몸을 따뜻하게 하고 혈액이 맑아져 혈액순환이 좋아지는 효과가 있는 생강은, 혈액순환 악화로 일어나는 어깨나 몸의 결리는 증상을 개선한다. 가라노락톤이라는 향을 내는 성분이 함유된 금시생강(긴토키생강)이나 황생강을 사용하면 더욱 효과적이다.

3 신진대사 강화

생강에 함유되어 있는 쇼가올이라는 매운맛 성분은 교감신경을 자극하여 몸을 따뜻하게 만들고 신진대사 기능을 향상시킨다. 쇼가올은 껍질에 많이 함유되어 있고 가열하면 증가하기 때문에 따뜻한 요리로 섭취하면 효과가 더욱 높아진다.

4 맑은 혈액

식초의 신맛 성분과 생강의 매운맛 성분. 이 두 가지가 함께 작용하여 혈액이 맑아지는 힘이 더욱 강력해진다. 또한 식초는 적혈구를 유연하게 만들고, 생강은 몸을 따뜻하게 해주므로 모세혈관의 혈액순환을 효과적으로 촉진시킨다.

초생강의 힘! 베스트 8

생강에서만 얻을 수 있는 효과를 놓치지 말고 살펴보자.

8 동맥경화 예방

쇼가올의 강한 항산화 기능이 혈관 노화의 원인이 되는 활성산소를 제거한다. 혈관 내에 콜레스테롤과 중성지방이 쌓이는 것을 막는다. 동맥경화를 예방하여 심장질환과 뇌혈관 질환 예방에도 효과적이다.

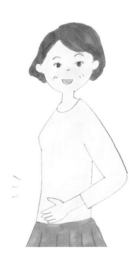

레몬 식초와 초생강은
간단하고 다양하게 활용할 수 있다

다양한 요리에 사용할 수 있는 것도 레몬 식초와 초생강의 매력이다.
또한 가열해도 효능이 떨어지지 않는다. 맛의 변화도 즐겨보자.

● 드링크

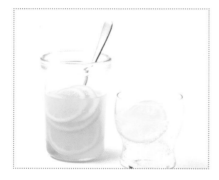

몸의 컨디션과 취향에 따라
섞어 마신다

물이나 탄산수에 섞거나 따뜻한 홍
차, 우유나 두유 등 자신이 좋아하
는 음료에 섞는 것만으로도 OK. 간
단하게 만들 수 있고 취향에 맞춰
다양하게 마실 수 있기 때문에 마시
는 습관을 기르기에 좋다.

● 샐러드, 무침

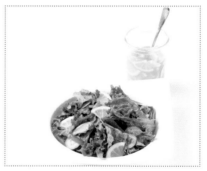

드레싱처럼 사용할 수 있다

평소에 먹는 샐러드에 뿌리거나 무
침 요리를 할 때 양념으로 사용하는
등 드레싱처럼 사용한다. 취향에 따
라 소금, 간장, 올리브오일, 참기름
을 함께 뿌려 먹어도 좋다.

레몬 식초와 초생강을 만들어 두면 좋다!

1. 간단히 만들 수 있다. 잘라서 병에 넣어 담그기만 하면 끝.
2. 냉장 상태에서 2주 동안 보존이 가능하다. 평소에 준비해두면 바로 사용할 수 있다.
3. 다양하게 활용할 수 있어 질리지 않고 계속해서 먹을 수 있다.

● **볶음**

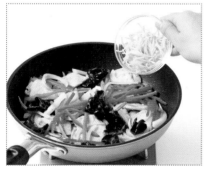

감칠맛과 풍미가 업!
조미료 역할도 톡톡히 한다

볶음 요리에 조미료로 식초를 사용하면 상큼한 맛이 더해진다. 가열하면 신맛이 부드러워져 감칠맛이 증가한다. 레몬과 생강도 함께 볶으면 향이 풍부한 요리가 완성된다.

● **국물, 조림**

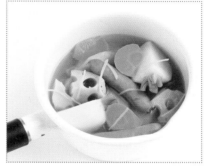

마지막에 뿌리거나 조려도
영양소는 변하지 않는다

식초는 가열해도 영양소가 사라지지 않기 때문에 국물 요리나 조림 요리에 넣어도 좋다. 레몬 식초를 사용하면 상큼한 맛을 낼 수 있다. 초생강을 사용하면 맛이 한층 더 깊어지고 몸을 따뜻하게 만드는 효과가 높아진다.

식초, 레몬, 생강 건강법

루이보스티나
시나몬라테도
좋아요

1 목욕 후에 '꿀에 절인 레몬'

2 추운 날에는 '따뜻한 사과 식초'

3 외식 자리에서는 '진저에일'

모세혈관에 대한 이야기를 해주는 네고로 선생님의 일상은 연구, 진찰, 수업까지 무척 바쁘게 돌아간다. 그런데도 선생님은 언제나 활력이 넘치고 무척 스마트한 모습이다. 그런 선생님의 건강법에 대해서 물어보았다.

"점심에 종종 캐치볼을 하며 몸을 움직입니다. 식사는 아침엔 샌드위치, 점심은 피자를 먹는 날도 있기 때문에 꿀에 절인 레몬이나 사과 식초 드링크를 마시고 레스토랑에서는 직접 만든 진저에일을 주문하는 등 혈액순환이 나빠지지 않도록 노력하고 있습니다. 모세혈관이 젊어지는 데는 루이보스티, 시나몬, 필발이라고 부르는 후추의 한 종류도 좋습니다. 카페에서는 시나몬라테도 자주 마셔요. 그러면 손끝 발끝까지 따뜻해집니다."

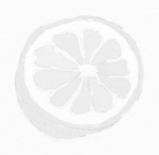

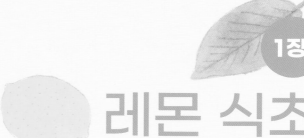

1장

레몬 식초

레몬 식초를 만드는 방법부터 용도에 맞춘 활용법, 나아가 목적에 맞춘 레시피까지 일상 속에서 미용과 건강 가꾸기에 도움이 되는 레몬 식초 활용법을 소개한다.

레몬 식초 기본 레시피

레몬 식초 만들기의 포인트는 레몬을 잘 씻는 것이다.
소금을 문질러 씻으면 오염 물질이 떨어지면서 레몬향을 내는 성분이 잘 나온다.

STEP 1 보존용기를 준비한다

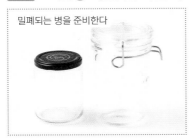

밀폐되는 병을 준비한다

산에 강하고 흔들어도 내용물이 흘러나
오지 않는 유리병을 준비한다. 큼지막한
빈병이나 과실주용으로 나온 패킹 뚜껑
이 달린 병도 좋다.

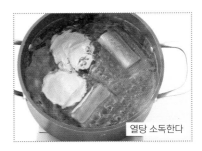

열탕 소독한다

1 병과 뚜껑을 씻어서 냄비에 넣고 병이
잠길 정도의 물을 넣는다. 병 안에 물이
들어간 후에 불을 켜서 끓는 물에 5분 이
상 담가둔다.

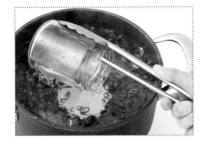

2 젓가락 등을 이용해 병과 뚜껑을 꺼낸
다. 병 안에도 뜨거운 물이 들어 있으므로
화상을 입지 않도록 주의한다.

3 깨끗한 행주나 망 위에 소독한 병과 뚜껑을 뒤집어 놓고 건조시킨다. 만지지 말고 남은 열로 건조시켜야 청결을 유지할 수 있다.

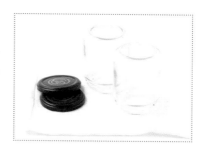

재료를 준비한다

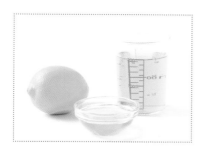

재료 만들기 쉬운 분량

레몬 … 1개
곡물 식초 또는 쌀 식초 … 200ml
꿀 … 2큰술

※ 위의 분량은 레몬 1개의 분량이다.
레몬의 개수에 맞춰 식초와 꿀의 비율을 늘려 만들고 싶은 양을 조절하면 된다.

포스트 하비스트나 왁스를 사용하지 않은 레몬이 가장 좋다

수입산 레몬의 대부분은 장기간 보관이나 수송에 상하지 않도록 포스트 하비스트(농산물을 수확 후 품질을 유지하기 위해 사용하는 곰팡이 방지제 등의 농약)나 왁스를 사용한다. 레몬 식초는 레몬을 껍질째 사용하므로 국산 무농약 레몬을 고르는 것을 추천한다.

레몬 고르기

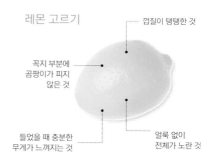

껍질이 탱탱한 것

꼭지 부분에 곰팡이가 피지 않은 것

들었을 때 충분한 무게가 느껴지는 것

얼룩 없이 전체가 노란 것

※ 수입 레몬을 사용한다면 소금으로 잘 문질러 씻어낸다.
다음 페이지에 씻는 방법을 소개한다.

레몬을 담근다

레몬을 씻는다

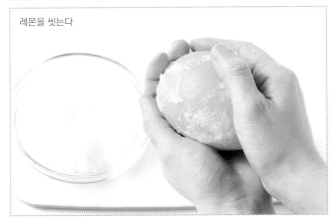

1 레몬에 소금을 **뿌려 문지른다**

레몬은 수입산, 국산에 상관없이 적당량의 소금을 뿌려 문질러 씻는다.
농약과 왁스를 닦아낼 뿐만 아니라 레몬향 성분이 잘 나오게 된다.

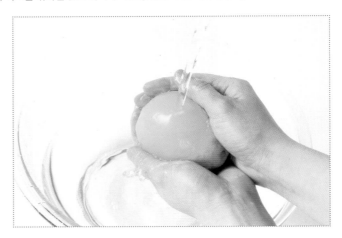

2 소금을 씻어낸다

레몬에서 향이 나기 시작하면 물로 씻어낸다.
소금기가 남지 않도록 꼼꼼하게 씻는다.

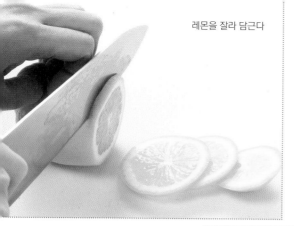

레몬을 잘라 담근다

3 레몬을 자른다

키친타월로 레몬의 물기를 닦아낸 후
4~5mm 두께로 둥글게 썬다.

4 용기에 넣고 꿀을 붓는다

살균한 병에 자른 레몬을 넣고 꿀
을 붓는다.

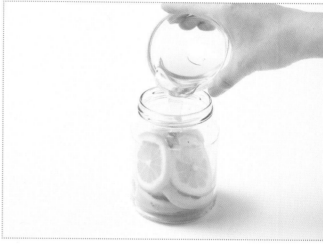

5 식초를 넣어 섞는다

식초를 넣고 숟가락으로 잘 섞어 꿀
을 녹인다. 뚜껑을 닫고 냉장고에서
하룻밤 재운다.

냉장 상태에서
10~15일간
보존이 가능하다

용도에 따라 레몬 모양을 다르게 썰자

레몬 식초에 사용하는 레몬은 일반적으로 둥글게 썰어 사용하지만 모양을 다르게 썰면 용도에 맞춰 바로 사용할 수 있다.

● 둥글게 썰기

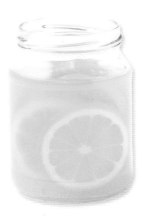

화려한 모양을 살려
소테 등에 토핑으로 사용

둥글게 썬 레몬은 음식을 담았을 때 먹음직스럽고 화사해 보인다. 모양을 살려 소테 등에 토핑으로 사용하거나 고기나 채소와 함께 조리는 것도 좋다.

● 부채꼴 썰기

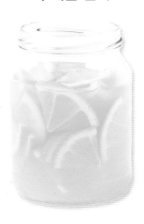

무침부터 조림, 볶음까지
다양한 요리에 활용

부채꼴 썰기로 만들면 레몬의 존재감을 살리면서 요리 전체에 맛이 잘 배도록 하고 싶을 때 사용한다. 마리네나 무침, 조림, 볶음 요리에 사용해보자.

● 다지기

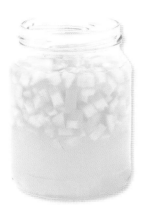

드레싱이나 소스로
마음껏 활용

드레싱이나 소스, 드링크에 사용하는 일이 많다면 4~5mm 크기로 잘게 썰어 레몬 식초를 만들면 편리하다. 물론 볶음 요리나 무침 등 다양하게 사용할 수 있다.

| 맛에 변화를 주자 | 취향에 따라 식초를 바꾼다

사과 식초

곡물 식초나 쌀 식초에 비해 향이 부드럽다. 신맛이 제대로 살아 있으므로 샐러드나 드링크에 넣기 좋다.

흑초

현미나 보리를 사용해 장기간 발효 숙성시킨 흑초는 아미노산 함유량이 풍부하여 건강에 아주 좋은 식초다. 맛이 순하면서도 감칠맛이 난다.

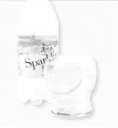

달지 않은 레몬 식초
당질 섭취를 제한하고 싶은 사람은 꿀을 넣지 않고 만들어도 괜찮다. 산뜻하게 탄산수에 섞어 마시거나 요리에 식초 대신 사용한다.

레몬 식초를 현명하게 섭취하는 4가지

레몬 식초는 꾸준히 섭취하는 것이 가장 중요하다. 하루 섭취량과 효과적으로 먹는 방법을 잘 알아두자.

1 하루에 1~2큰술 섭취하자

레몬 식초는 하루에 1~2큰술 이상 섭취하면 효과적이라고 한다. 레몬의 껍질과 과육도 건강해지는 효과가 높기 때문에 함께 먹으면 좋다. 다만 지나치게 많이 먹으면 위에 부담이 되므로 하루에 최대 6큰술까지 먹는 것이 적당하다.

2 꾸준히 먹어야 효과가 있으므로 레몬 식초 드링크로 먹는 습관을 들이자

레몬 식초는 꾸준히 계속 먹어야 효과가 있다. 먼저 아침 식사 때 레몬 식초 드링크를 마시는 습관을 들이는 것부터 시작해보자. 따뜻한 물, 탄산수, 홍차에 넣는 등 취향에 맞춰 마시면 된다.

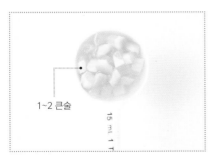

1~2 큰술

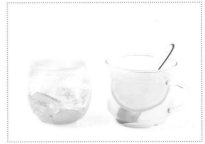

3 식재료를 다양하게 조합하여 효과를 높이자

레몬 식초 드링크 마시기가 습관이 되었다면 요리에도 꼭 활용해보자. 레몬 식초만으로도 충분히 효과가 좋지만, 다른 재료의 영양성분을 조합하면 더욱 상승 효과를 얻을 수 있다.

4 위가 안 좋을 때는 따뜻한 메뉴로 먹자

신맛 성분을 많이 포함하고 있으므로 위가 안 좋을 때는 신맛이 부드러워지는 국물 요리나 조림 등 따뜻한 메뉴로 만들어 먹는 것을 추천한다. 레몬의 껍질은 식이섬유가 많이 함유되어 있어 소화에 부담이 되므로 레몬 식초의 초물만 사용하는 것이 더 좋다.

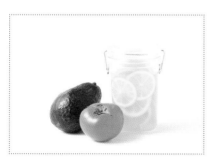

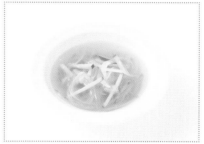

가볍게 실천할 수 있는
매일매일 레몬 식초

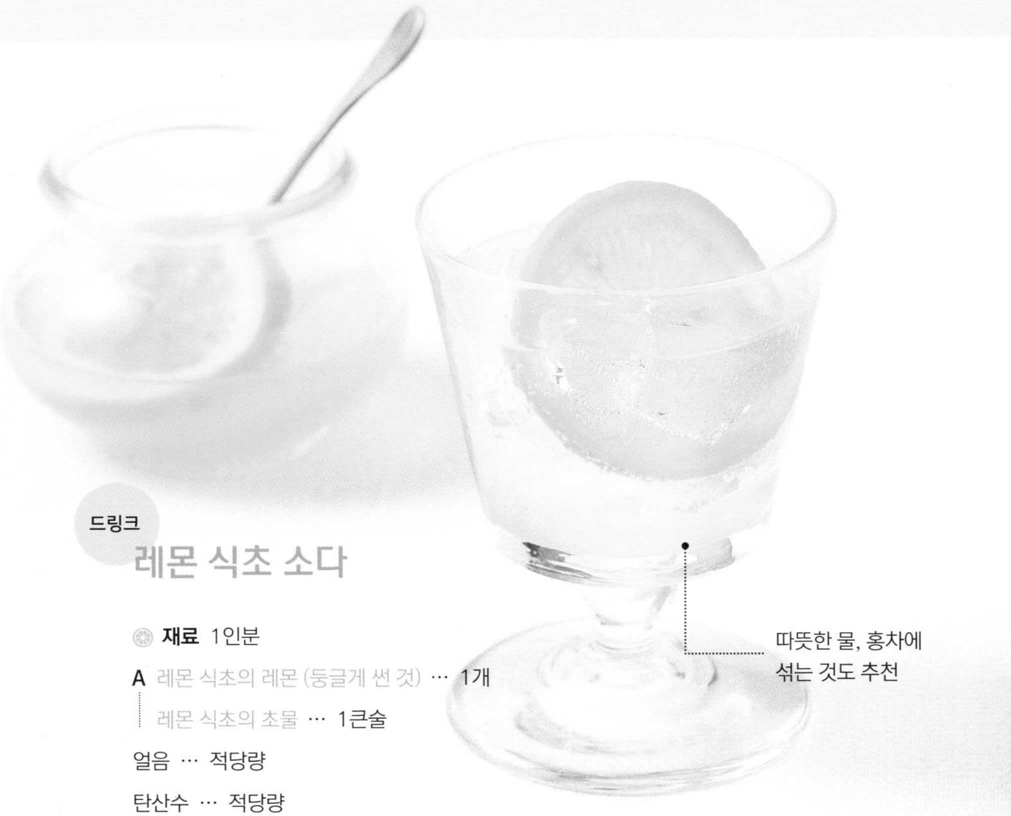

드링크

레몬 식초 소다

◉ **재료** 1인분

A 레몬 식초의 레몬 (둥글게 썬 것) ⋯ 1개

　 레몬 식초의 초물 ⋯ 1큰술

얼음 ⋯ 적당량

탄산수 ⋯ 적당량

따뜻한 물, 홍차에
섞는 것도 추천

◉ **만들기**

1 유리잔에 A와 원하는 만큼 얼음을 넣고 탄산수를 부은
　후 저어서 잘 섞는다.

TIP 탄산수는 순환을 원활하게 해주는 효과도 있다.

베리베리 레몬 사워

허니레몬 비네거 티

◉ **재료** 1인분

얼음 … 적당량

A 레몬 식초의 초물 … 1과 1/2큰술

메이플시럽 … 1큰술

베리믹스 … 30g
(블루베리, 라즈베리 등 냉동 베리도 가능)

레몬 식초의 레몬 (둥글게 썬 것) … 1개

탄산수 … 100ml

◉ **만들기**

1 유리잔에 얼음과 **A**를 넣고 탄산수를 부어
  잘 섞는다.

◉ **재료** 1인분

A 레몬 식초의 초물 … 1과 1/2큰술

꿀 … 1과 1/2큰술

뜨거운 물 … 150ml

레몬 식초의 레몬 (둥글게 썬 것) … 1개

시나몬스틱 … 1개

◉ **만들기**

1 컵에 **A**를 넣어 섞은 후 레몬 식초의 레몬,
  시나몬스틱을 넣어 젓는다.

시나몬으로
혈액순환 촉진

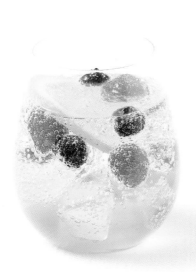

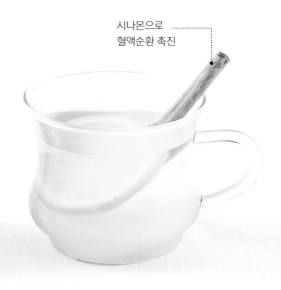

뿌리기
참돔 카르파초

⚙ 재료 2인분

참돔 (횟감용) … 140g

A 소금 … 1/4작은술

후추 … 약간

올리브오일 … 1과 1/2큰술

새싹 샐러드 … 적당량

핑크페퍼 … 적당량

레몬 식초의 레몬 (둥글게 썬 것) … 1개

레몬 식초의 초물 … 1큰술

⚙ 만들기

1 참돔은 얇게 회를 떠서 그릇에 담는다. A를 잘 섞어 그 위에 뿌린다.

2 새싹 샐러드를 곁들이고 취향에 따라 핑크 페퍼를 뿌린다.

3 레몬 식초의 레몬을 올린 후 레몬 식초의 초물을 두른다.

이런 요리도!

가리비나 문어 등 해산물을 사용한 카르파초 외에도 심플한 그린 샐러드 등에도 사용할 수 있다. 올리브오일과 소금, 후추를 함께 뿌리는 것만으로 맛있는 요리가 완성된다.

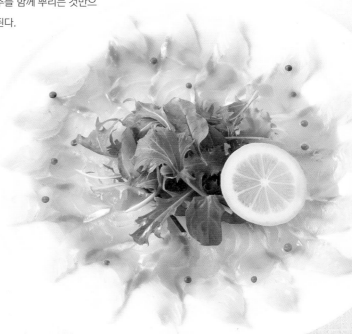

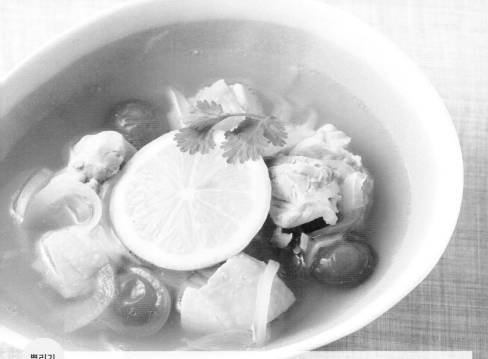

뿌리기
치킨 레몬 수프

⊚ **재료** 2인분

닭다리 살 (작은것) … 1개 (200g)

양파 … 1/2개

미니토마토 … 6개

A 치킨스톡 … 1작은술

　소금 … 1/4작은술

　후추 … 약간

　물 … 450ml

레몬 식초의 레몬 (둥글게 썬 것) … 2개

레몬 식초의 초물 … 2큰술

고수 … 적당량

⊚ **만들기**

1 닭다리 살을 한 입 크기로 자르고 양파는 얇게 썬다.

2 냄비에 A를 넣고 불에 올려 끓기 시작하면 1을 넣어 끓인다. 고기가 익으면 꼭지를 떼어낸 미니토마토를 넣어 한소끔 끓인 후 그릇에 담는다.

3 레몬 식초의 레몬을 올리고 취향에 따라 고수를 곁들인 후 레몬 식초의 초물을 1큰술 두른다.

이런 요리도!

레몬 식초는 어떤 콩소메 수프나 포토퓌, 토마토 수프라도 넣으면 좋다.

중화 국물 요리에도 잘 어울린다.

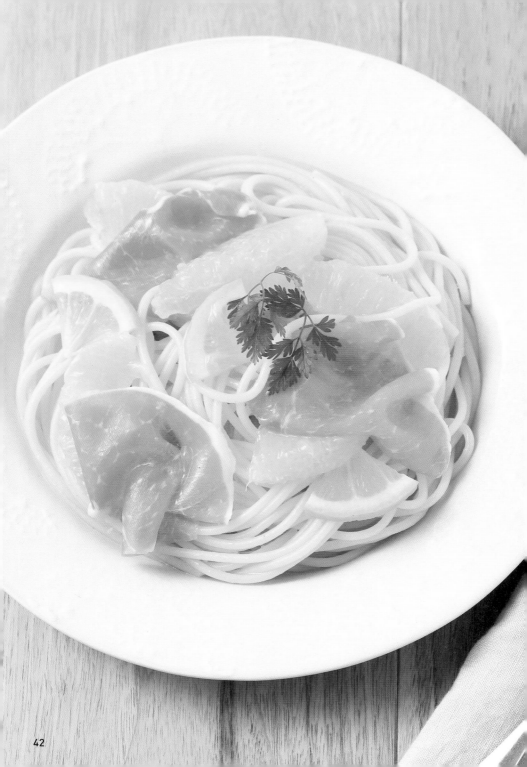

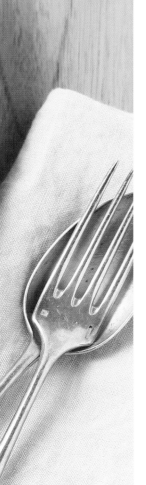

생 햄과 자몽의
레몬 풍미 파스타

✿ 재료 2인분

스파게티 … 150g

자몽 … 1개

생 햄 … 30g

A 레몬 식초의 레몬 (부채꼴 썬 것) … 8개

　레몬 식초의 초물 … 3큰술

　올리브오일 … 3큰술

　소금 … 1/3작은술

　후추 … 약간

처빌 … 적당량

✿ 만들기

1　적당량(분량 외)의 소금을 넣은 물에 스파게티를 삶아 찬물에 헹궈 물기를 뺀다.

2　자몽은 과육을 자르고 생 햄은 먹기 좋은 크기로 썬다.

3　움푹한 볼에 A를 넣어 잘 섞은 후 1과 2를 넣어 버무린다.

4　그릇에 담고 취향에 따라 처빌을 올린다.

이런 요리도!

갓 삶아 건진 파스타에 레몬 식초, 올리브오일, 소금, 후추를 뿌린 후 치즈를 듬뿍 뿌려 섞는 것만으로도 좋다.

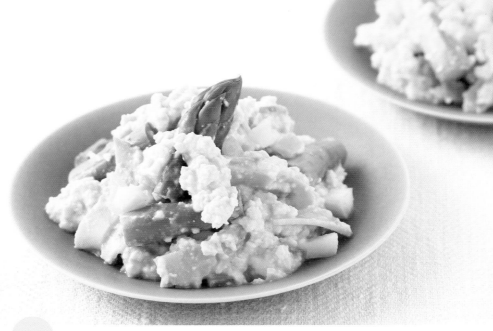

아스파라거스와
햄 레몬 식초 두부무침

❀ 재료 2인분

그린 아스파라거스 … 3개

로스햄 … 3장

두부 … 120g

A 레몬 식초의 초물 … 1작은술

  설탕 … 1작은술

  참깨소스 … 2큰술
  (참깨가루 100g + 참기름 1큰술)

  소금 … 1/3작은술

레몬 식초의 레몬 (잘게 썬 것) … 1큰술

❀ 만들기

1 두부는 물기를 빼고, 그린 아스파라거스는 뜨거운 물에 데친 후 3cm 길이로 썬다. 로스햄은 직사각형으로 썬다.

2 움푹한 볼에 두부를 넣어 부드러워질 정도로 으깬 후 A를 넣어 섞고, 아스파라거스, 햄, 레몬 식초의 레몬을 넣어 가볍게 버무린다.

이런 요리도!

레몬 식초 두부무침에는 시금치, 아보카도, 호박, 사과 등을 사용해도 맛있게 만들 수 있다.

버무리기
레몬 식초 당근 라페

⚙ **재료** 2인분

당근 ⋯ 1개

소금 ⋯ 1/2작은술

A 레몬 식초의 레몬 (잘게 썬 것) ⋯ 1큰술

　 레몬 식초의 초물 ⋯ 1큰술

　 올리브오일 ⋯ 1큰술

　 건포도 ⋯ 1큰술

　 꿀 ⋯ 1작은술

⚙ **만들기**

1 당근을 채 썰어 볼에 담아 소금을 뿌려 버무
　 리고 당근이 흐물흐물해지면 물기를 짠다.

2 A를 잘 섞어 1에 넣고 버무린다.

이런 요리도!

채 썬 양배추나 얇게 썬 양파를 사용해도 맛있
는 라페가 완성된다.

꿀은 취향에 따라 양을 조절한다.

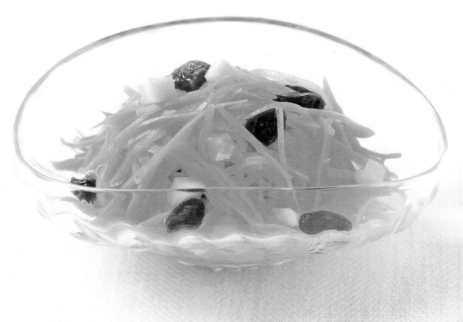

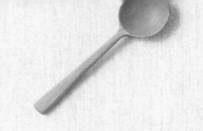

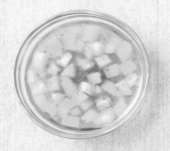

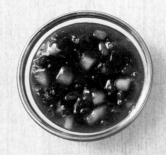

유자 후추 레몬 드레싱

레몬 식초 된장 소스

❄ **재료** 만들기 쉬운 분량

레몬 식초의 레몬 (잘게 썬 것) … 1큰술

레몬 식초의 초물 … 2큰술

올리브오일 … 2큰술

유자 후추 … 1작은술

❄ **재료** 만들기 쉬운 분량

레몬 식초의 레몬 (잘게 썬 것) … 1큰술

된장, 미림 … 각 2큰술

레몬 식초의 초물 … 3큰술

설탕 … 1작은술

❄ **만들기**

1 모든 재료를 잘 섞는다.

❄ **만들기**

1 작은 냄비에 모든 재료를 넣어 걸쭉해질 때
까지 잘 저어 끓인다.

`이런 요리에 어울린다!`

해산물 카르파초, 토마토나 경수채 샐러드에도
안성맞춤이다.

삶은 닭고기 샐러드 파스타나 샐러드 우동 등
에도 어울린다.

`이런 요리에 어울린다!`

감칠맛이 나는 된장에 레몬 껍질의 향기와 쌉
싸름한 맛이 좋은 포인트가 된다.

두부나 푹 익힌 무에 뿌리거나 채소 스틱을 찍
어먹어도 좋다.

레몬 식초를 사용한 드레싱 & 소스

잘게 썬 레몬을 넣어 만든 레몬 식초는 드레싱과 소스를 만들 때 활용하기에 아주
좋다. 다양하게 활용하면 요리를 하는 즐거움도 먹는 즐거움도 커진다.

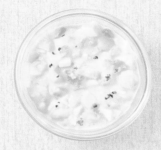

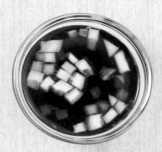

레몬 타르타르 소스

◎ **재료** 만들기 쉬운 분량

삶은 달걀 … 1개

레몬 식초의 레몬 (잘게 썬 것) … 2큰술

마요네즈 … 2큰술

치즈 가루 … 2작은술

소금, 후추 … 각 적당량

파슬리 가루 … 적당량

◎ **만들기**

1 삶은 달걀을 다진 후 나머지 재료를 넣어 잘
 섞는다.

이런 요리에 어울린다!

샌드위치나 따뜻한 샐러드에 넣으면 더욱 맛있
어진다.

해산물 튀김이나 연어 뫼니에르에도 잘 어울
린다.

레몬 식초 간장 소스

◎ **재료** 만들기 쉬운 분량

레몬 식초의 레몬 (잘게 썬 것) … 1큰술

레몬 식초의 초물 … 3큰술

간장 … 2큰술

◎ **만들기**

1 모든 재료를 넣어 잘 섞는다.

이런 요리에 어울린다!

채소와 육류 소테에 뿌리거나 버무리는 요리에
사용한다.

볶음 요리에 조미료로 활용하는 것도 좋다.

그때그때
맞춰먹자!

레몬 식초의
효능이 올라가는
음식 궁합 레시피

레몬 식초는 그냥 먹어도 건강에 좋지만, 다른 식재
료와 함께 먹으면 그 효과가 더욱 좋아진다. 레몬 식
초를 베이스로 목적에 맞춘 궁합이 잘 맞는 레시피
를 소개한다.

레몬 식초
음식 궁합 레시피 중요 포인트

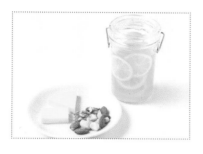

1 부족하기 쉬운
미네랄 흡수력을 높여준다

레몬 식초에 포함된 비타민 C와 구연산이 칼슘, 철, 마그네슘, 아연 등 부족하기 쉬운 미네랄 흡수율을 올려준다.

2 혈액이 맑아져서 몸이 영양소
를 효율적으로 활용한다

레몬 식초를 먹으면 혈액이 맑아지고 혈액순환이 촉진되어 영양소 운반이 원활해진다. 따라서 다양한 영양 성분이 몸 전체에 효율적으로 전달된다.

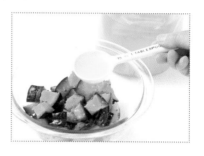

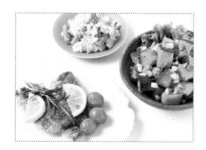

3 피부 건강부터 휴식 효과까지
다양한 효능이 있다

레몬 식초와 식재료를 조합하여 피부가 건강해지고 안티에이징, 피로회복 등 목적에 맞는 요리를 만들 수 있다. 매일 건강해지는 데 도움이 된다.

토마토 레몬 식초 카프레제

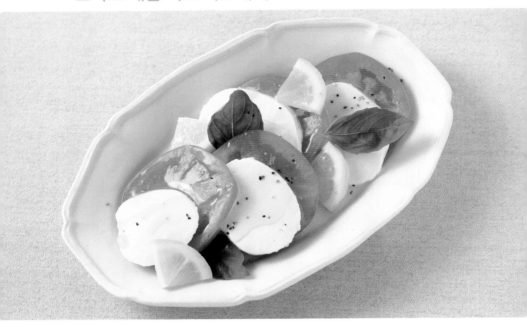

⚙️ **재료** 2인분

토마토 (작은 것) … 2개

모차렐라치즈 … 1개

A 레몬 식초의 초물 … 1큰술

올리브오일 … 1과 1/2큰술

소금 … 1/4작은술

후춧가루 … 약간

레몬 식초의 레몬 (부채꼴 썬 것) … 8개

바질 … 적당량

⚙️ **만들기**

1 토마토와 모차렐라치즈를 7~8mm 두께로 둥글게 썰어 접시에 한 개씩 교대로 담는다.

2 **A**를 잘 섞어 1에 뿌리고 레몬 식초의 레몬과 바질을 얹는다.

음식 궁합 메모
레몬 식초의 비타민 C와 토마토에 함유된 리코펜이 피부 세포 산화를 막아주고, 콜라겐 생성과 미백에 도움이 된다. 치즈에 함유된 단백질은 콜라겐을 만드는 재료가 된다.

갈릭 레몬 레어 참치 스테이크

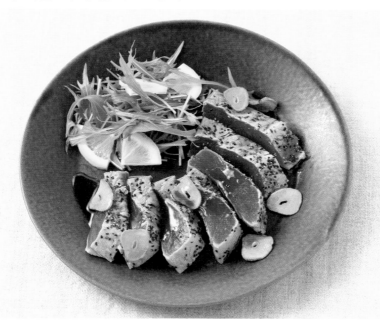

🌸 재료 2인분

참치 (횟감용) … 200g

소금 … 약간

후춧가루 … 2/3작은술

마늘 … 1개

식용유 … 2작은술

A 버터 … 10g

　간장 … 1/2큰술

　레몬 식초의 초물 … 1큰술

경수채 … 적당량

레몬 식초의 레몬 (부채꼴 썬 것) … 적당량

🌸 만들기

1　참치 전체에 소금과 후춧가루를 골고루 뿌리고 마늘은 얇게 저민다.

2　프라이팬에 식용유를 두르고 뜨거워지면 마늘을 바싹하게 익힌 후 꺼내둔다.

3　2의 프라이팬에 센 불로 참치를 올려 표면을 구워낸다. 먹기 좋은 크기로 잘라 그릇에 담는다.

4　A를 졸여 소스를 만들어 3에 뿌리고 적당히 자른 경수채와 레몬 식초의 레몬을 곁들인다.

음식 궁합 메모

참치에는 피부의 신진대사에 중요한 단백질과 비타민 B군이 풍부하게 함유되어 있다. 레몬 식초의 비타민 C와 함께 먹으면 빈혈 예방에도 효과적이다.

레몬 파슬리 소스를 뿌린 돼지고기 등심

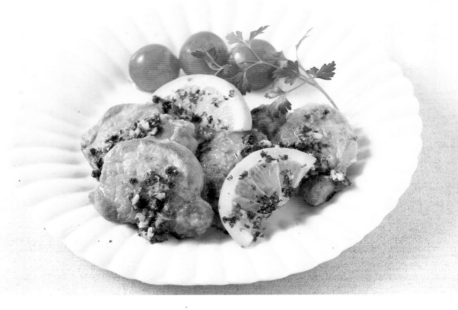

⚙ 재료 2인분

돼지고기 등심 … 200g

소금, 후추, 밀가루 … 각 적당량

올리브오일 … 2작은술

미니토마토 … 6개

화이트와인 … 1과 1/2큰술

A 버터 … 15g

다진마늘 … 1개분

B 파슬리 가루 … 1큰술

레몬 식초의 초물 … 1큰술

레몬 식초의 레몬 (반달 썬 것) … 4개

소금, 후추 … 각 적당량

이탈리안 파슬리 … 적당량

⚙ 만들기

1 돼지고기는 1.5cm 두께로 썰어 가볍게 두드려준 후 소금, 후추, 밀가루를 얇게 뿌린다.

2 프라이팬에 올리브오일을 둘러 가열한 후 돼지고기를 굽는다. 고기 한 면이 익으면 뒤집은 후 미니토마토와 화이트와인을 넣어 뚜껑을 덮고 약한 불에 구워 그릇에 담는다.

3 2의 프라이팬에 A를 넣어 볶고 마늘이 익으면 B를 넣어 강한 불에 한소끔 끓인 후 2에 뿌린다. 취향에 따라 이탈리안 파슬리를 곁들인다.

음식 궁합 메모

당질을 에너지로 바꾸는데 꼭 필요한 비타민 B1이 풍부하고 지방이 적은 돼지고기 등심은 다이어트에 딱 맞는 음식이다. 또한 지방 연소를 도와주는 나이아신도 풍부하다.

양고기 레몬 요거트 마리네 구이

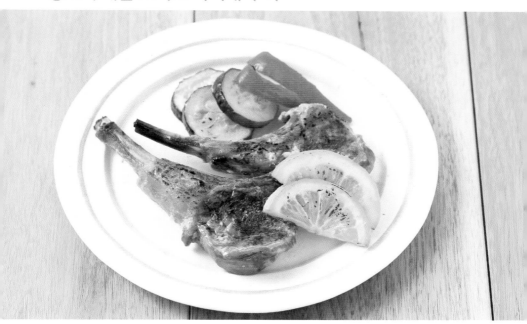

❀ 재료 2인분

램찹 (양고기) … 4개

A 레몬 식초의 초물 … 1큰술

  플레인 요거트 … 4큰술

  레몬 식초의 레몬 (반달 썬 것) … 4개

  소금, 다진마늘 … 각 1/3작은술

주키니 호박 … 6cm

파프리카 … 1/4개

소금, 올리브오일 … 각 적당량

❀ 만들기

1 램찹에 A를 발라 조물조물 주물러준 후 냉장고에 30분 동안 넣어둔다. 주키니 호박은 1cm 두께로 둥글게 썰고, 파프리카는 1cm 폭으로 길게 썬다.

2 쿠킹호일 위에 1의 램찹을 나란히 놓고 레몬을 올린다. 주키니 호박과 파프리카를 한쪽 옆에 놓고 그 위에 소금, 올리브오일을 뿌린 후 200도 오븐에서 25분 동안 굽는다. 중간에 레몬은 꺼낸다.

3 그릇에 담고 꺼내뒀던 레몬을 올린다.

음식 궁합 메모

양고기에 함유된 L-카르니틴은 지방을 근육세포에 운반해 연소를 도와주는 기능을 한다. 레몬의 대사촉진 작용과 어우러져 운동 효과 상승도 기대할 수 있다

53

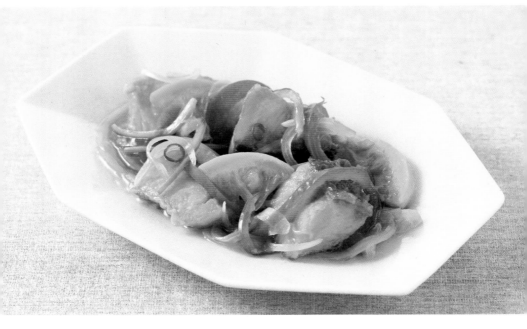

안티 에이징 연어 튀김 레몬 식초 소스

❀ **재료** 2인분

생 연어 … 약 140g

소금, 후추, 밀가루 … 각 적당량

양파 … 1/4개

피망 … 1개

붉은 파프리카 … 1/4개

A 레몬 식초의 초물 … 90ml

  레몬 식초의 레몬 (부채꼴 썬 것) … 8개

  설탕 … 2큰술

  맛국물 … 130ml

  맛간장 … 2큰술

  붉은 고추 (둥글게 썬 것) … 1개분

식용유 … 적당량

❀ **만들기**

1 연어는 한 입 크기로 잘라 소금과 후추를 뿌리고, 밀가루를 얇게 입힌다. 양파는 얇게 썰고, 피망과 붉은 파프리카는 채 썬다.

2 냄비에 A를 넣어 끓인 후 불을 끈다.

3 160도 기름에 채소를 먼저 튀기고, 기름 온도를 170도로 올려 연어를 튀긴 후 2에 바로 넣는다.

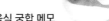

음식 궁합 메모

연어에 함유된 붉은색 색소인 아스타크산틴은 강한 항산화 효과가 있어 안티에이징에 도움이 된다. 아스타크산틴은 기름에 조리하여 먹으면 흡수율이 올라간다.

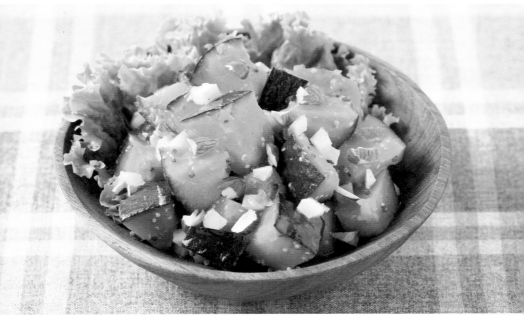

안티 에이징 단호박 씨겨자 레몬 샐러드

🌸 재료 2인분

단호박 ⋯ 300g
(껍질과 씨를 제거한 경우 250g)

A 레몬 식초의 초물 ⋯ 1과 1/2큰술

　　레몬 식초의 레몬 (잘게 썬 것) ⋯ 1큰술

　　올리브오일 ⋯ 1큰술

　　꿀, 씨겨자 ⋯ 각 1/2큰술

　　소금 ⋯ 1/4작은술

　　후추 ⋯ 약간

상추 ⋯ 적당량

볶은 아몬드 ⋯ 10g

🌸 만들기

1　단호박은 씨와 꼭지를 제거한 후 2cm 크기로 썰고 내열 그릇에 넣어 랩을 씌운 후 전자레인지에서 5분 동안 가열하여 부드럽게 만든다.

2　A를 섞어 1에 뿌려 골고루 섞는다.

3　그릇에 상추와 2를 담고 다진 아몬드를 뿌린다.

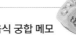

음식 궁합 메모
레몬 식초의 항산화 성분과 단호박에 함유된 베타카로틴, 비타민 C, 비타민 E를 함께 먹으면 항산화 작용이 더욱 좋아져 안티에이징에 도움이 된다.

55

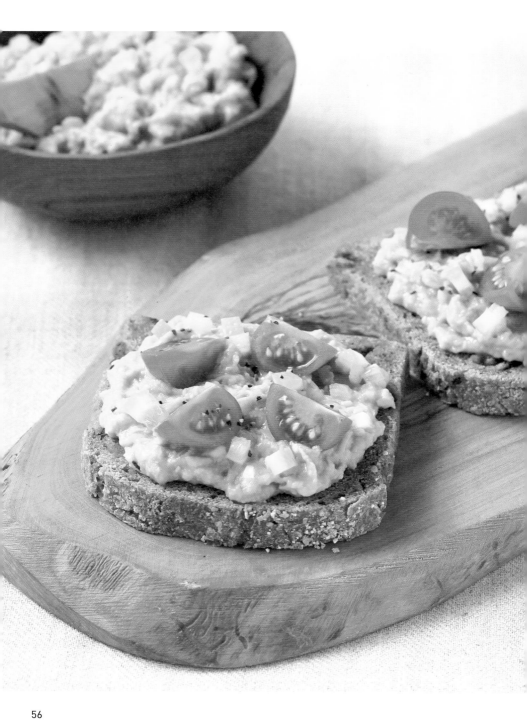

아보카도 딥소스 오픈 샌드위치

◉ **재료** 2~3인분

호밀빵 … 4~6장

양파 … 1/6개

미니토마토 … 4개

아보카도 1개

A 레몬 식초의 초물 … 1과 1/2큰술

올리브오일 … 2작은술

소금 … 1/4작은술

레몬 식초의 레몬 (잘게 썬 것) … 1큰술

후춧가루 … 약간

◉ **만들기**

1 양파는 다져서 물에 담갔다가 물기를 잘 빼고 미니토마토는 꼭지를 제거한 후 십자(+)로 자른다.

2 아보카도는 과육을 포크 등으로 으깨고 양파와 **A**를 넣어 섞는다.

3 호밀빵에 2를 바르고 미니토마토와 레몬 식초의 레몬을 올린 후 후춧가루를 뿌린다.

음식 궁합 메모

아보카도의 식이섬유 함유량은 과일 중에서도 단연 으뜸이다. 레몬 식초에 함유된 꿀에도 장 활동을 정돈해주는 효과가 높으므로 함께 먹으면 변비 개선에 도움을 준다.

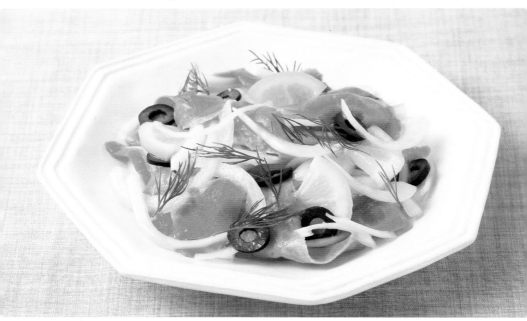

맑은 혈액
양파와 훈제 연어 레몬 식초 마리네

⚙ **재료** 2인분

훈제 연어 ··· 80g

양파 ··· 1/2개

A 레몬 식초의 초물 ··· 2큰술

　올리브오일 ··· 2큰술

　소금, 후추 ··· 각 적당량

　블랙올리브 소금 절임 ··· 10g
　(씨 제거 · 둥글게 썬 것)

　레몬 식초의 레몬 (부채꼴 썬 것) ··· 8개

딜 ··· 적당량
(향긋한 허브의 한 종류)

⚙ **만들기**

1 훈제 연어는 먹기 좋은 크기로 자르고 양파는 얇게 썰어 물에 담갔다가 건져 물기를 뺀다.

2 볼에 잘 섞은 A, 1, 딜을 넣어 섞은 후 냉장고에 30분 동안 둔다.

음식 궁합 메모

양파에 함유된 알리신이라는 향을 내는 성분은 혈전이 생기는 것을 막아서 혈액을 맑게 만든다. 알리신은 열에 약하고 물에 녹는 성질이 있으므로 물에 씻을 때는 빨리 씻어 생으로 먹는 것이 효과적이다.

낫토 메밀국수

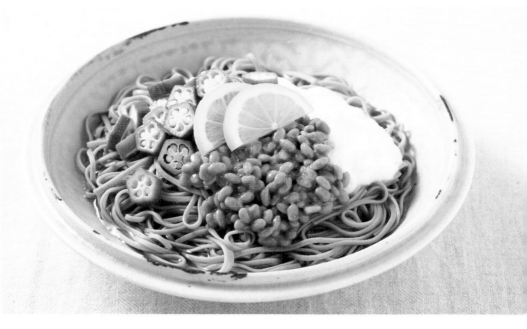

⊛ **재료** 2인분

메밀국수 (건면) ⋯ 150g

오크라 ⋯ 4개

참마 ⋯ 100g

낫토 ⋯ 1팩

소금 ⋯ 적당량

A 멘쯔유 ⋯ 200ml

　레몬 식초의 초물 ⋯ 3큰술

레몬 식초의 레몬 (반달 썬 것) ⋯ 4개

⊛ **만들기**

1 메밀국수를 삶아 찬물에 헹구고 물기를 뺀다.

2 오크라에 소금을 적당히 뿌려 끓는 물에 데친 후 5mm 크기로 썬다. 참마는 껍질을 벗겨 강판에 갈고, 낫토는 첨부된 소스를 뿌려 섞는다.

3 그릇에 1, 2를 담고 잘 섞은 A를 뿌린 후 레몬 식초의 레몬을 올린다.

음식 궁합 메모

낫토와 메밀은 혈액을 맑게 해주는 환상의 콤비다. 낫토에 함유된 낫토키나아제가 혈전을 예방하고 메밀에 함유된 루틴이라는 항산화 성분이 혈액순환을 촉진하여 혈액이 맑아지는 데 도움을 준다.

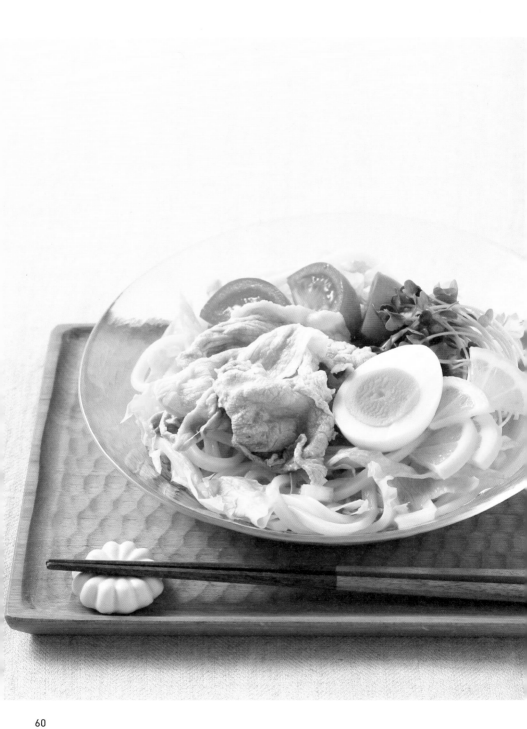

돼지고기 샤브 레몬 식초 샐러드 우동

✿ 재료 2인분

샤브샤브용 돼지 뒷다리 고기 … 120g

양상추 … 4장

토마토 작은것 … 1개

무순 … 적당량

삶은 달걀 … 1개

우동면 … 2인분

소금, 요리술 … 각 적당량

레몬 식초의 레몬 (부채꼴 썬 것) … 8개

A 레몬 식초의 초물 … 4큰술

　멘쯔유 … 150ml

✿ 만들기

1 냄비에 물을 끓여 소금과 요리술을 각각 적당량을 넣어 돼지고기를 삶아 건진다.

2 양상추는 1cm 폭으로 자르고 토마토는 6등분한다. 삶은 달걀은 세로로 하여 반으로 자른다.

3 우동면을 삶아 찬물에 헹구고 체에 올려 물기를 뺀 후 볼에 담아 양상추와 함께 섞는다.

4 그릇에 3을 담고 1, 토마토, 무순, 레몬 식초의 레몬, 삶은 달걀을 올려 잘 섞은 A를 뿌린다.

음식 궁합 메모

돼지고기에 함유된 비타민 B1이 당질을 에너지로 만들도록 도와주고, 레몬 식초의 신맛 성분이 피로물질의 대사를 촉진한다. 이 두 작용이 지친 몸을 빨리 회복시킨다.

고구마와 사과 레몬 식초 구이

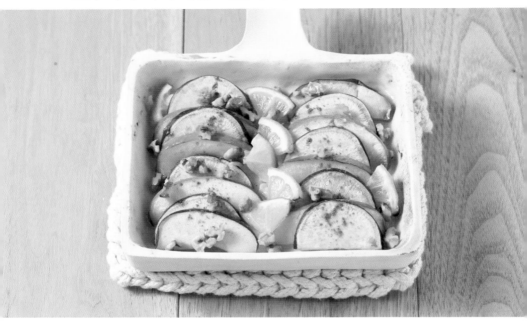

🔹 재료 2인분

고구마 ⋯ 120g

사과 ⋯ 1/2개

레몬 식초의 레몬 (부채꼴 썬 것) ⋯ 8개

A 레몬 식초의 초물 ⋯ 1큰술

　꿀 ⋯ 1큰술

　버터 (으깬 것) ⋯ 15g

　호두 (잘게 다진 것) ⋯ 15g

시나몬파우더 ⋯ 적당량

🔹 만들기

1 고구마는 껍질을 벗기지 않고 5mm 두께의 반달 모양으로 썰어 물에 헹궈 물기를 뺀다. 사과는 껍질을 벗기지 않고 5mm 두께로 썬다.

2 내열 그릇에 1, 레몬 식초의 레몬을 담은 후 A를 전체에 골고루 뿌린다. 200도로 예열된 오븐에서 25~30분 동안 구운 후 시나몬파우더를 뿌린다.

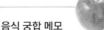

음식 궁합 메모

부종을 해결하기 위해서는 염분 섭취를 줄이는 것이 철칙이다. 거기에 고구마와 사과에 함유된 칼륨을 보충하면 부종의 원인이 되는 여분의 수분 배출이 촉진된다.

레몬 포크 빈즈

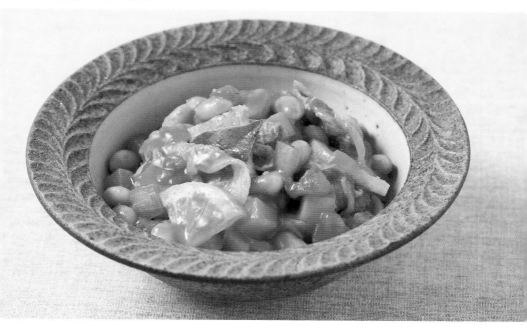

⬡ 재료 2인분

돼지고기 (작게 썬 것) ⋯ 120g

대두 (물에 불린 것) ⋯ 150g

양파 ⋯ 1/2개

당근 ⋯ 1/4개

다진마늘 ⋯ 1개분

올리브오일 ⋯ 2작은술

A 레몬 식초의 초물 ⋯ 3큰술

　토마토 (살짝 데쳐 자른 것) ⋯ 200g

　과립 콩소메 ⋯ 1작은술

　물 ⋯ 100ml

　소금, 설탕 ⋯ 각 1/2작은술

　월계수 잎 ⋯ 1장

레몬 식초의 레몬(부채꼴 썬 것) ⋯ 4개

⬡ 만들기

1 양파, 당근은 1cm 크기로 깍둑 썬다.

2 프라이팬에 올리브오일, 다진마늘을 넣어 볶다가 돼지고기와 1을 넣어 볶는다.

3 A를 넣어 끓기 시작하면 중불에서 5분 동안 조리고, 대두와 레몬 식초의 레몬을 넣어 8분 동안 더 조린다.

음식 궁합 메모

대두에는 체내 여분의 수분 배출을 도와주는 칼륨이 풍부하게 함유되어 있다. 레몬 식초를 사용하여 조리면 감칠맛이 생겨 염분을 줄일 수 있으므로 부종을 개선하는 데 좋다.

전갱이 레몬 식초 허브 구이

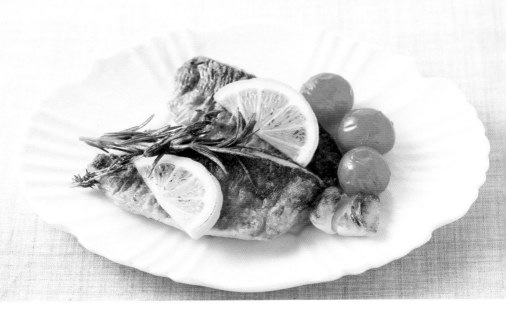

⚪ **재료** 2인분

전갱이 … 2마리
(가시를 제거하여 손질한 것)

소금, 후추, 밀가루 … 각 적당량

마늘 … 2개

미니토마토 … 6개

올리브오일 … 1큰술

취향에 맞는 허브 … 적당량
(월계수 잎, 타임)

A 레몬 식초의 초물 … 1큰술

　　레몬 식초의 레몬 (반달 썬 것) … 4개

⚪ **만들기**

1 전갱이는 가시를 발라내고 소금, 후추, 밀가루를 뿌린
　다. 마늘은 으깨고 미니토마토는 꼭지를 제거한다.

2 프라이팬에 올리브오일, 마늘, 허브를 넣어 볶다가
　향이 나기 시작하면 허브를 꺼낸다.

3 전갱이를 굽고 한 면이 다 익으면 뒤집은 후 미니토
　마토, A를 넣어 뚜껑을 닫고 굽는다.

4 그릇에 담고 2의 허브를 올린다.

음식 궁합 메모

전갱이에 함유된 오메가 3(n-3계 불포화지방산)가 혈액
을 맑게 만들어 혈압을 낮춘다. 릴렉스 작용이 있는 로즈
마리도 고혈압 예방에 도움이 된다.

고혈압 개선

채소 스틱 레몬 크림 넛츠

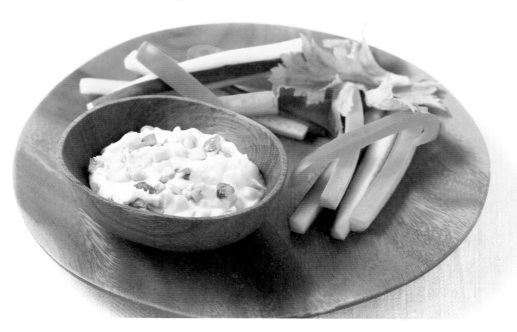

✸ 재료 2인분

채소 … 각 적당량
(당근, 셀러리, 오이, 파프리카)

A 크림치즈 (실온에 둔 것) … 50g

레몬 식초의 레몬 (잘게 썬 것) … 1큰술

레몬 식초의 초물 … 1작은술

꿀 … 1작은술

무염 믹스 넛츠 (다진 것) … 15g

마요네즈 … 1/2큰술

✸ 만들기

1 좋아하는 채소를 길쭉하게 잘라 그릇에 담는다.

2 A를 잘 섞어 1에 곁들인다.

음식 궁합 메모

견과류는 혈액 속의 콜레스테롤 수치를 낮춰 혈액을 맑게 하고 혈압을 낮추는 작용을 한다. 생 채소에 함유된 칼륨의 혈압 강하 작용도 기대할 수 있다.

참치와 아보카도 레몬 지라시스시

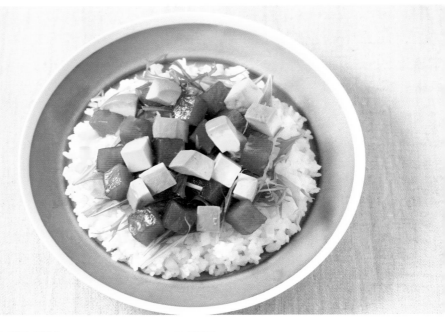

✿ 재료 2인분

참치 (횟감용) ⋯ 120g

A 간장 ⋯ 2작은술

　올리브오일 ⋯ 2작은술

밥 ⋯ 400g

B 초밥용 단초물 ⋯ 2큰술

　레몬 식초의 초물 ⋯ 1큰술

　레몬 식초의 레몬 (잘게 썬 것) ⋯ 2큰술

아보카도 ⋯ 1/2개

경수채 ⋯ 40g

✿ 만들기

1 참치는 1.5cm 크기로 깍둑 썰고, A에 10분 동안 담가둔다. 따뜻한 밥에 B를 넣어 잘 섞은 후 식힌다.

2 아보카도는 과육을 1.5cm 크기로 깍둑 썰고 경수채는 적당한 크기로 자른다.

3 1의 초밥을 그릇에 담고, 경수채를 골고루 올린 후 아보카도와 참치를 올린다.

> **음식 궁합 메모**
>
> 참치에는 신경전달에 빠트릴 수 없는 비타민 B6가 풍부하게 함유되어 있다. 레몬향의 성분으로 릴렉스 효과가 더해져 신경 안정 효과가 더욱 높아진다.

셀러리와 레몬의 크림치즈 샌드위치

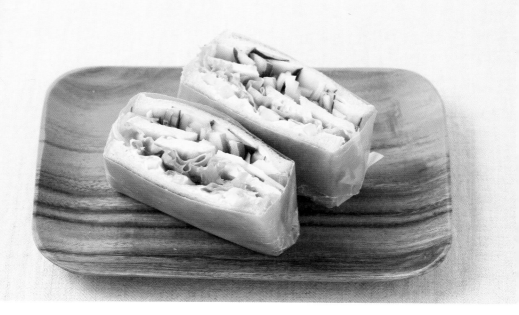

❄ 재료 2인분

셀러리 … 10cm

자색양파 … 1/4개

오이 … 1/2개

샐러드용 치킨 (시판) … 100g

양상추 … 2장

식빵 (두께 약 1.5cm짜리) … 4장

A 크림치즈 (실온에 둔 것) … 80g

ㅣ 레몬 식초의 레몬 (잘게 썬 것) … 2큰술

마요네즈 … 2큰술

❄ 만들기

1 셀러리는 심을 제거하고 얇게 어슷 썰고 자색양파, 오이는 얇게 썬다. 샐러드 치킨은 잘게 찢는다.

2 식빵을 살짝 구워 잘 섞은 A를 두 장에 바르고 남은 두 장에는 마요네즈를 바른다.

3 2의 식빵 한 장 위에 양상추, 샐러드 치킨, 1의 채소를 순서대로 올리고 남은 식빵을 덮어 잠시 뒀다가 반으로 자른다.

음식 궁합 메모

셀러리 특유의 향 성분인 아피인은 자율 신경을 조절하여 기분을 안정시켜주는 작용을 한다고 알려져 있다. 치즈의 칼슘에는 신경의 흥분을 진정시키는 효과가 있다.

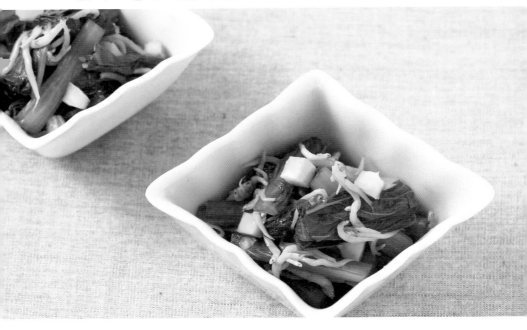

골다공증
예방
멸치 소송채 레몬 무침

◈ 재료 2인분

소송채 … 150g

잔멸치 … 20g

A 레몬 식초의 초물 … 2큰술

간장 … 1큰술

레몬 식초의 레몬 (잘게 썬 것) … 1큰술

◈ 만들기

1 소송채는 끓는 물에 데쳐서 찬물에 헹군 후 물기를
제거한다. 뿌리를 잘라내고 4cm 길이로 자른다.

2 볼에 **A**, 1, 잔멸치를 넣어 무친다.

> **음식 궁합 메모**
>
> 레몬 식초의 신맛 성분이 소송채와 멸치에 함유된 칼슘
> 의 흡수를 높여준다. 멸치에는 칼슘을 뼈에 흡수시키는
> 비타민 D도 풍부하다.

벚꽃 새우와 양배추 레몬 볶음 우동

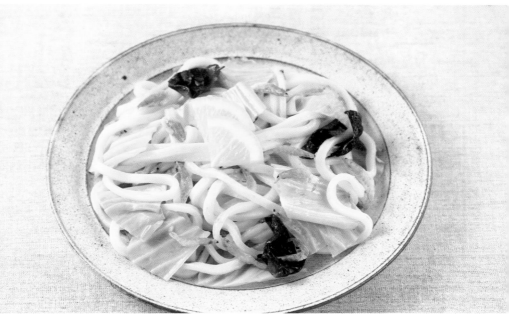

⚜ **재료** 2인분

양배추 … 3장

목이버섯 (말린 것) … 3g

벚꽃 새우 (말린 것) … 3큰술

식용유 … 1큰술

우동면 … 2인분

A 치킨스톡 … 1/2큰술

소금 … 1/4작은술

레몬 식초의 초물 … 1과 1/2큰술

후추 … 약간

레몬 식초의 레몬 (부채꼴 썬 것) … 4개

⚜ **만들기**

1 양배추는 적당한 크기로 썰고 목이버섯은 물에 불려 먹기 좋은 크기로 자른다.

2 프라이팬에 식용유를 두르고 삶은 우동면, 목이버섯을 넣어 볶은 후 A와 양배추, 벚꽃 새우를 넣어 볶는다.

3 그릇에 담고 레몬 식초의 레몬을 곁들인다.

음식 궁합 메모

레몬 식초의 신맛 성분이 소송채와 멸치에 함유된 칼슘의 흡수를 높여준다. 멸치에는 칼슘을 뼈에 흡수시키는 비타민 D도 풍부하다.

재료부터 효과까지
레몬 식초 Q&A

재료 조합에서부터 몸에 어떤 영향을 주는지 레몬 식초에 관련된 다양한 궁금증을 해결해보자.

Q 레몬의 왁스와 농약 성분이 아무래도 신경이 쓰여요.

A 소금을 문질러 씻고, 탄산수소나트륨으로 씻으면 농약도 왁스도 깨끗하게 씻어낼 수 있습니다.

국산 무농약 레몬을 사용하면 껍질도 안심하고 먹을 수 있습니다. 또한 껍질에 소금을 문질러 씻으면 소금의 삼투압으로 표면의 농약과 왁스를 씻어낼 수 있습니다. 그래도 신경이 쓰인다면 탄산수소나트륨을 녹인 물에 1분 동안 레몬을 담가뒀다가 흐르는 물에 씻으면 됩니다.

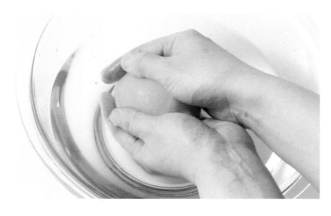

Q 꿀 대신에 설탕으로 만들어도 괜찮나요?

A 설탕보다는 건강에 좋은 꿀이나 메이플시럽
을 넣어보세요.

꿀에는 비타민 C와 비타민 B군, 아미노산 등 몸에 좋은 영양
성분이 함유되어 있습니다. 메이플시럽은 꿀보다 칼로리가
낮고 칼슘 함유량이 많습니다. 또한 칼륨, 마그네슘, 아연 등
도 풍부하게 함유되어 있습니다. 설탕으로 만들어도 맛에는
큰 차이가 없지만 기왕이면 건강을 생각해서 꿀이나 메이플
시럽을 넣어주면 좋습니다.

Q 그린 레몬으로 만들어도 괜찮은가요?

A 그린 레몬도 상관없지만 노랗게 잘 익은 레
몬으로 만들어야 더 맛있습니다.

가을 무렵에 출하되는 레몬은 아직 껍질이 초록빛이라 그린
레몬으로 판매되는 것도 있습니다. 완전히 익은 노란 레몬과
비교하면 향은 상큼하지만 과즙이 적고 껍질의 쓴맛이 강한
것도 있습니다. 레몬 식초에는 껍질도 요리에 활용하므로 노
란 레몬을 사용해야 음식에 넣기 좋습니다.

Q 유자나 카보스, 스다치, 라임 등으로도
만들 수 있나요?

A 만들 수는 있지만 신맛이 강하기 때문에
다양하게 활용하기는 힘들 수도 있습니다.

유자, 카보스, 스다치, 라임 등 어떤 감귤류로 만들어도 레몬
식초와 같은 효능을 얻을 수 있습니다. 하지만 과즙이 적거나
신맛이 강한 것도 있고, 껍질이 딱딱하고 쓴맛이 강한 경우도
있습니다. 그런 점에서 레몬 식초는 간편하고 맛있게
요리에도 사용하기 편하기 때문에 꾸준히 만
들어 먹을 수 있습니다.

Q 시판 레몬 과즙으로 만들어도
효과는 있나요?

A 신선한 레몬이 효과가 더 좋습니다. 껍
질의 유효 성분도 버릴 부분 없이 섭취
할 수 있습니다.

시판 레몬 과즙에도 비타민 C와 구연산 등은 함유되어
있지만, 껍질에 함유된 유효 성분은 그다지 많지 않습니
다. 비타민 C 이외에 에리오시트린과 리모넨 등의 향을
내는 성분도 껍질에 많이 함유되어 있거든요. 레
몬을 껍질째로 담가 껍질의 성분도 함께 섭취
하는 것이 레몬 식초의 장점입니다. 꼭 신선한
레몬을 사용해서 만들어 보세요.

꿀을 사용하면 당질 과다 섭취나
고혈당의 걱정은 없나요?

 레몬 식초 1큰술에 들어가는 꿀의 양은 소량
입니다. 당질 과다 섭취나 고혈당의 걱정은
없습니다.

레몬 식초는 1~2큰술씩, 연하게 희석하
거나 다른 식재료와 함께 섭취하기 때문
에 한 번에 섭취하는 꿀의 양은 적습니
다. 건강한 사람이 이 책에 나온 방법으
로 섭취하면 당질 과다 섭취나 고혈당이
될 걱정은 없습니다. 우선은 가볍게 먹어
보며 컨디션의 변화를 관찰해보세요.

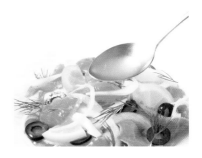

 산은 치아를 녹인다고 들었는데,
레몬 식초로 치아가 상하지는 않을까요?

 바로 마시면 산의 영향은 없습니다.

산이 치아의 에나멜을 녹이는 것은 사실이지만, 그런 일은 장시
간에 걸쳐 산을 입 안에 머금고 있거나 치아에 붙은 상태로 있
을 경우에 일어납니다. 레몬 식초를 음료에
섞어 마시거나 요리에 넣어 먹는 정도로는
치아가 녹을 걱정은 없으니 안심하세요. 그
래도 신경이 쓰인다면 레몬 식초를 먹은 후
에 물로 입을 헹구면 됩니다.

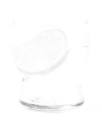

신맛, 쓴맛이 신경 쓰인다면…
'냉동 레몬'으로 부드럽게!

1 레몬을 통째로 얼린다
레몬을 소금으로 문질러 깨끗하게 씻은 후 물기를 닦아내고 랩을 씌워 얼린다.

2 언 상태로 강판에 간다
딱딱해서 갈기 힘든 경우에는 조금 녹인 후에 갈아도 상관없다.

3 꿀과 식초에 담근다
살균한 병에 **2**를 넣고 꿀과 식초를 부어 꿀이 녹을 때까지 저어준다.
(31쪽 참조)

레몬 식초 먹는 습관을 가지려는 사람들에게 가끔 '레몬 껍질의 쓴맛과 식초의 신맛 때문에 먹기가 좀 힘들다'는 말을 듣는다. 그런 고민을 해결해주는 방법이 '냉동 레몬'이다. 레몬을 통째로 얼린 후 갈아서 레몬 식초를 만들면 신맛과 껍질의 쓴맛이 놀랄 만큼 부드러워진다. 영양 성분이 파괴되지 않고 껍질의 섬유질도 함께 갈려서 부드러워지므로 음료는 물론 소스나 드레싱에 넣기도 좋다. 레몬이 출하되는 시기에 레몬을 통째로 얼려두면 약 2개월 동안 보존이 가능하니 필요할 때 꺼내어 사용할 수 있다.

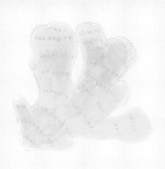

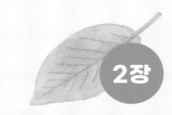

2장

초생강

초생강을 만드는 방법부터 용도에 맞춘 활용
법, 목적에 맞춘 레시피까지 일상 속에서 미용
과 건강 가꾸기에 도움이 되는 초생강 활용법
을 소개한다.

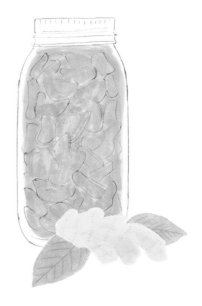

초생강 기본 레시피

생강은 껍질에 유효 성분이 많이 함유되어 있으므로 껍질째로 사용하는 것이 철칙이다. 껍질에 붙은 오염물질을 깨끗하게 씻어서 얇게 저민다.

STEP1 보존용기를 준비한다

(30쪽 참조)

STEP 2 재료를 준비한다

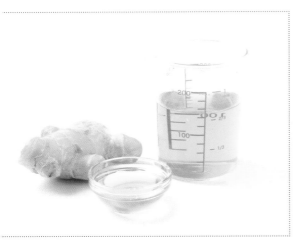

재료 만들기 쉬운 분량

생강 … 150g

곡물 식초 또는 쌀 식초 … 150ml

꿀 … 1큰술

※위의 분량은 일반적인 생강 1팩을 기본으로 한 분량이다. 생강의 분량에 맞춰 식초와 꿀의 비율을 맞춰 만들고 싶은 양을 조절하면 된다.

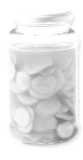

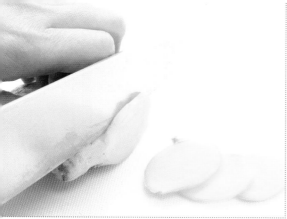

STEP 3 | 생강을 담근다

1 생강을 자른다

생강은 겉에 묻은 오염물질을 깨끗하
게 씻어 키친타월로 물기를 닦고 껍질째
1~1.5mm 두께로 저민다.

2 소독한 병에 생강을 넣어
꿀을 붓는다

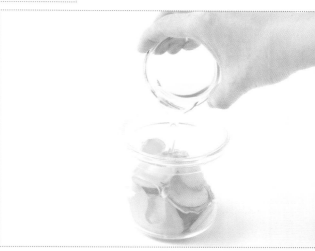

3 식초를 넣어 섞는다

식초를 부어 숟가락으로 저어 꿀을 녹
인다. 뚜껑을 닫고 냉장고에서 하룻밤
재운다.

냉장 상태에서
10~15일간
보존이 가능하다

77

용도에 따라 생강 모양을 다르게 썰자

생강은 써는 방법에 따라 식감과 매운맛이 달라진다.
무침 요리나 양념으로 많이 사용하는 사람은 채 썰기나 다지는 것을 추천한다.

● 슬라이스

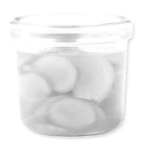

조림과 국물 요리에는 물론
드링크용으로도 사용

조림과 국물 요리, 볶음 요리에 넣는 것 외에
도 드링크에 띄워서 마셔도 좋다. 슬라이서 등
으로 얇게 슬라이스하면 촉촉하고 부드러워
지므로 무침 요리 등에도 사용하기 편하다.

● 채 썰기

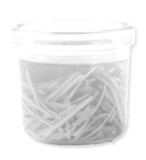

생강의 식감은 살리면서
무침이나 드링크용으로 사용

아삭한 식감이 살아 있어 요리의 포인트가 된
다. 생강 초물과 함께 무침 요리에 사용하거나
밥에 섞으면 초밥처럼 먹을 수도 있다.

● 다지기

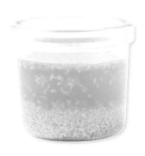

조미료처럼
다양하게 활용

조미료처럼 다양하게 활용한다.
양념, 소스, 드레싱에 섞는 것 외에 드링크나
무침, 볶음 요리, 국물 요리나 면 요리 등에도
사용할 수 있다. 잘게 다지면 드링크용으로 사
용하기도 무척 편리하다.

| 맛에 변화를 주자 | 취향에 따라 식초를 바꾼다

와인비네거

포도과즙을 원료로 만든 식초. 강하지 않고 산뜻한 신맛
에 향기가 좋아 드레싱이나 무침 요리에 사용하기 좋다.

흑초

아미노산이 풍부한 흑초는 감칠맛이 있고 부드럽다. 몸
이 건강해지는 효과도 높아 생강과 궁합이 좋다. 특히 중
화 요리와 잘 어울린다.

달지 않은 초생강

꿀을 넣지 않는 심플한 초생강도 추천한다. 그대로 곁들이거나
음식 위에 뿌려 무침으로 사용하는 등 다양한 요리에 활용할 수
있다.

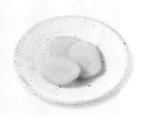

초생강을 현명하게 섭취하는 4가지

초생강도 레몬 식초와 마찬가지로 지속적으로 섭취하는 것이 중요하다. 하루 섭취량과 효과적인 섭취법을 체크해두자.

1 1회 5~10g, 하루에 30g을 기준으로 정해두고 섭취하자

초생강은 하루에 30g 정도를 섭취하면 효과적이라고 알려져 있다. 초생강의 초물만 떠서 10g을 계량하여 확인해두고 기준으로 삼으면 사용할 때마다 양을 잴 필요 없이 편하게 먹을 수 있다.

2 1일 3~6회로 나눠서 섭취하자

개인차는 있지만 생강의 작용은 약 5g을 섭취하면 약 3시간 동안 지속된다고 한다. 생강의 작용을 효율적으로 얻기 위해서는 하루에 3~6회 정도로 나눠서 초생강을 섭취하면 좋다.

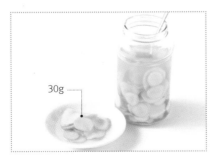

30g

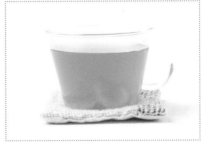

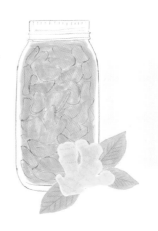

3 운동 전에 초생강 드링크를 마시자

운동 전에 초생강을 섭취하면 몸이 따뜻해져서 혈액순환이 촉진되어 운동 효과가 높아진다. 혈액순환이 원활하지 않은 모세혈관에도 순조롭게 혈액이 흘러가기 때문에 모세혈관의 증강을 돕는다.

4 계절에 따른 건강 고민이나 컨디션에 맞춰 요리에 넣자

겨울뿐만이 아니라 차가운 메뉴나 냉방으로 발생하는 '여름의 숨은 냉증'도 주의해야 한다. 차가운 두부나 샐러드 등 차가운 메뉴일수록 초생강을 사용하여 몸을 따뜻하게 만들자.

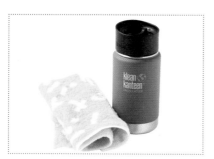

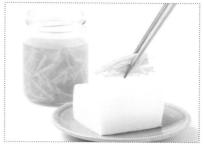

간편하게 실천할 수 있는
매일매일 초생강

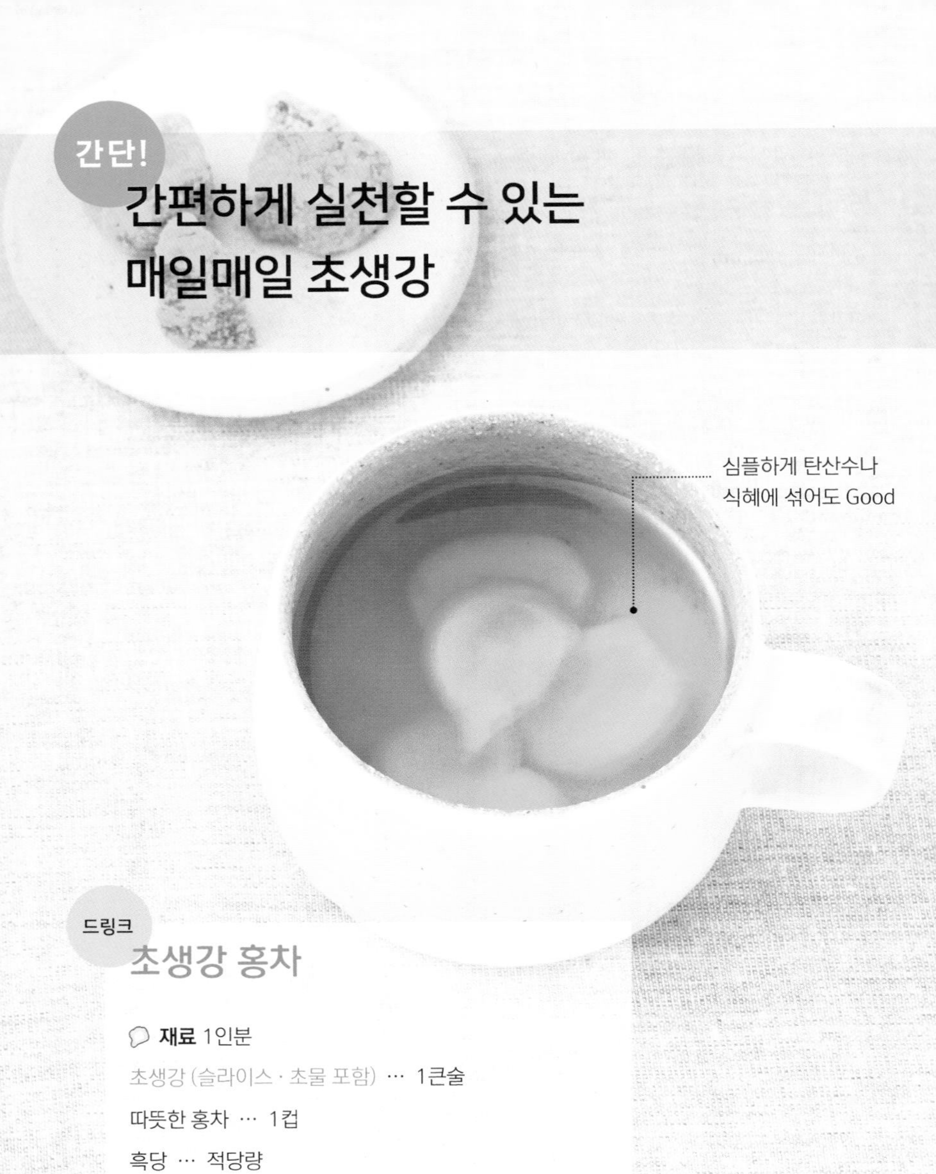

심플하게 탄산수나
식혜에 섞어도 Good

드링크
초생강 홍차

💬 **재료** 1인분

초생강 (슬라이스 · 초물 포함) ⋯ 1큰술

따뜻한 홍차 ⋯ 1컵

흑당 ⋯ 적당량

💬 **만들기**

1 컵에 초생강, 홍차를 넣고 흑당을 넣어 젓는다.

TIP 미네랄이 풍부한 흑당으로 맛을 부드럽게 만든다.

드링크
핫애플 초생강

드링크
초생강 두유

💬 **재료** 1인분

사과 … 1/3개

A 초생강의 초물 … 2작을술

　초생강 (다진 것) … 5g

　메이플시럽 … 2작은술

　물 … 80ml

💬 **만들기**

1 사과를 씻어 껍질째로 강판에 간다.

2 작은 냄비에 **1**과 **A**를 넣고 저어가며 한소끔
　끓인다.

💬 **재료** 1인분

초생강의 초물 … 1과 1/3큰술

가공두유 … 150ml

💬 **만들기**

1 초생강의 초물과 가공두유를 유리컵에 넣고
　잘 섞는다.

시나몬파우더로
모세혈관 강화!

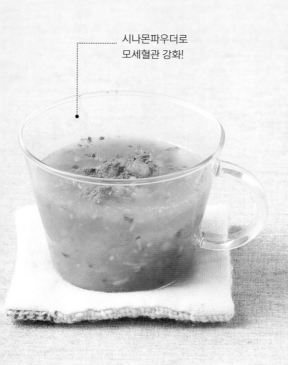

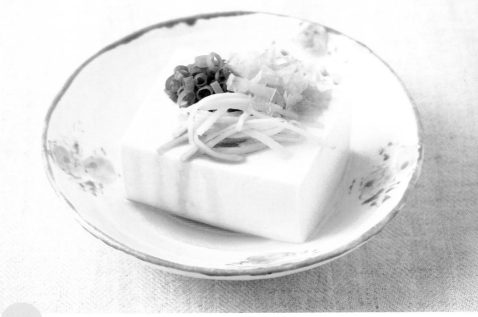

뿌리기
초생강 두부

💬 **재료** 2인분

연두부 ⋯ 200g

쪽파 ⋯ 적당량

가쓰오부시 ⋯ 1봉지

초생강 (채 썬 것) ⋯ 10g

간장 ⋯ 적당량

초생강의 초물 ⋯ 적당량

💬 **만들기**

1 두부를 반으로 잘라 그릇 두 개에 담는다.

2 쪽파를 잘게 썰고 가쓰오부시, 초생강을 두부 위에
  올리고 간장을 뿌린다.

3 초생강의 초물을 두른다.

이런 요리도!

낫토, 토마토, 양하, 차조기잎, 멸치 등 토핑 재료는 무엇
이든 좋다.

재료를 얹은 후 마무리로 초생강을 초물과 함께 뿌려서
먹으면 몸이 차가워지는 것을 예방한다.

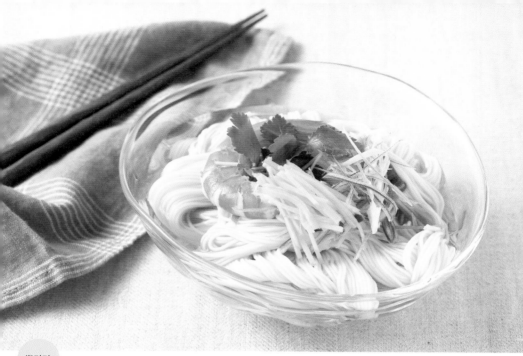

뿌리기

고명 듬뿍 초생강 소면

💬 **재료** 2인분

소면 ⋯ 4다발

양하 ⋯ 2개

미나리 ⋯ 적당량

삶은 새우 (머리 제거한 것) ⋯ 2마리

초생강 (채 썬 것) ⋯ 15g

멘쯔유 ⋯ 200ml

초생강의 초물 ⋯ 3큰술

💬 **만들기**

1 소면을 삶아 찬물에 헹궈 물기를 빼고, 양하는 채 썰고 미나리는 적당한 크기로 썬다.

2 그릇에 소면을 담고 새우, 양하, 미나리, 초생강을 올린 후 멘쯔유와 초생강의 초물을 골고루 뿌린다.

이런 요리도!

면 요리의 마지막에 뿌리는 것만으로도 담백하고 산뜻한 맛이 완성된다.

차가운 붓카케 우동이나 메밀면에도 뿌리자.

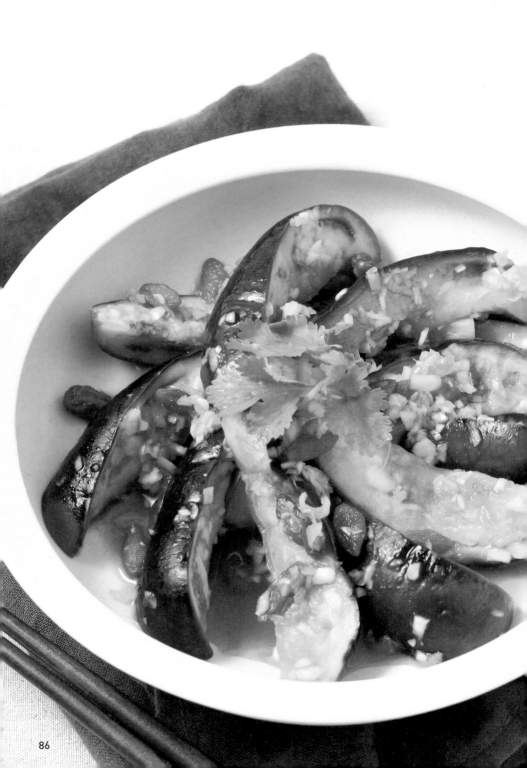

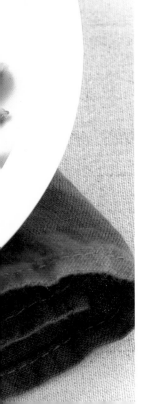

버무리기
양념 가지찜

🗨 **재료** 2인분

가지 … 2개

A 대파 (다진 것) … 10cm분
　초생강 (다진 것) … 10g
　초생강의 초물 … 1과 1/2큰술
　구기자 열매 (없으면 생략) … 2작은술
　간장 … 2작은술
　설탕 … 1작은술
　참기름 … 2/3작은술

고수 … 적당량

🗨 **만들기**

1 가지는 꼭지를 제거한 후 세로로 4~6등분한다. 랩으로 싸서 전자레인
　지에 약 3분 30초 동안 가열한다.
2 볼에 **A**를 넣어 섞고 1을 뜨거울 때 넣어 버무린다.
3 그릇에 담고 취향에 따라 고수를 곁들인다.

이런 요리도!

레시피에 사용한 초생강 양념A는 무척 산뜻한 맛을 낸다.
삶은 돼지고기나 삶은 닭고기는 물론이고 닭고기 튀김 등에 뿌려 먹어도
좋다.

오이 초생강 무침

💬 **재료** 2인분

오이 … 1개

소금 … 1/3작은술

A 초생강 (채 썬 것) … 10g

초생강의 초물 … 1큰술

참기름, 간장 … 각 1큰술

볶은 참깨 … 1작은술

💬 **만들기**

1 오이는 봉으로 두드린 후 먹기 좋은 크기로 잘라 소금을 뿌려 잠시 둔다.

2 1의 물기를 뺀 후 볼에 담고 잘 섞은 A를 넣어 버무린다.

이런 요리도!

레시피에 사용한 무침 양념 A는 미역이나 톳, 당근 등의 나물 무침에 사용해도 좋다.
데친 나물이나 채소 찜에 뿌리는 것도 좋다.

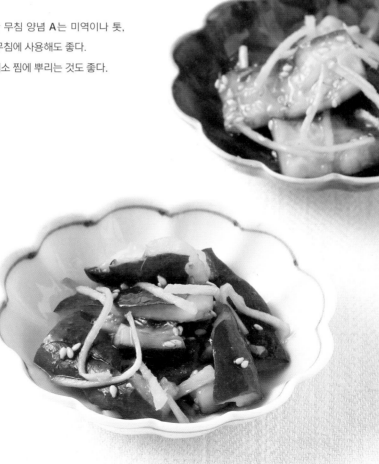

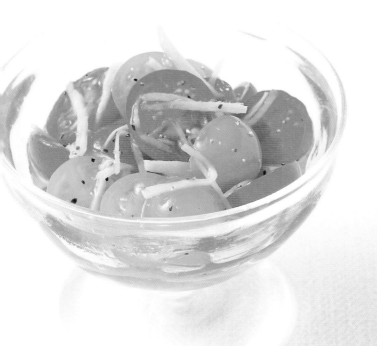

버무리기
미니토마토 초생강 마리네

🗨 **재료** 2인분

미니토마토 (빨강, 노랑) ⋯ 각 14개

A 초생강 (채 썬 것) ⋯ 10g

   초생강의 초물 ⋯ 1과 1/2큰술

   올리브오일 ⋯ 1큰술

   소금 ⋯ 1/3작은술

   후춧가루 ⋯ 약간

🗨 **만들기**

1 미니토마토는 꼭지를 제거한 후 반으로 자른다.

2 볼에 **A**를 넣어 잘 섞은 후 1을 넣어 버무린다.

이런 요리도!

심플한 마리네는 재료를 다양하게 바꿀 수 있다.

미니토마토 대신 채친 당근이나 구운 파프리카를 사용

해도 맛있게 완성된다.

초생강을 사용한 드레싱 & 소스

양념처럼 사용할 수 있는 초생강은 드레싱이나 소스에도 자유롭게 사용하기 좋다.한식 양념은 물론 일식이나 중식 양념으로도 아주 잘 어울린다.

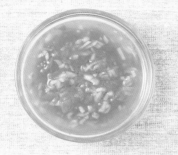 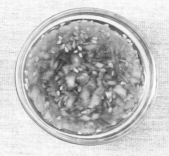

고추장 마요네즈 초생강 소스 　 초생강 파 소스

💬 **재료** 만들기 쉬운 분량

초생강 (다진 것) ⋯ 10g
초생강의 초물 ⋯ 1/2큰술
고추장 ⋯ 2큰술
마요네즈 ⋯ 2큰술

💬 **재료** 만들기 쉬운 분량

대파 (다진 것) ⋯ 15cm
초생강 (다진 것) ⋯ 15g
초생강의 초물 ⋯ 2큰술
간장 ⋯ 2큰술
참기름 ⋯ 1큰술
꿀, 볶은 참깨 ⋯ 각 1작은술

💬 **만들기**

1 모든 재료를 잘 섞는다.

💬 **만들기**

1 모든 재료를 잘 섞는다.

이런 요리에 어울린다!

오이나 데친 콩나물을 버무리거나 방방지(중국식 닭고기 냉채) 소스로 사용할 수도 있다.
참치의 붉은 살에 곁들이면 아시안 타르타르 소스 풍의 세련된 맛을 낼 수 있다.
삶은 감자와도 잘 어울린다.

이런 요리에 어울린다!

차가운 두부에 뿌리는 것뿐만 아니라 삶은 닭고기, 삶은 돼지고기 샐러드, 고기나 채소 볶음 요리나 해산물 볶음 요리에 양념으로 잘 어울린다.

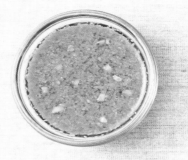

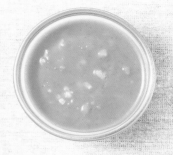

초생강 라유 드레싱

💬 **재료** 만들기 쉬운 분량

초생강의 초물 … 1과 1/2큰술

간장 … 1큰술

볶은 참깨 … 1큰술

라유 (고추기름) … 1/2큰술

설탕 … 1작은술

💬 **만들기**

1 모든 재료를 잘 섞는다.

> 이런 요리에 어울린다!

물만두나 슈마이를 찍어먹는 소스로 적당하다.
매운맛과 참깨의 향이 풍부하여 가지찜이나 두
부, 돼지고기 샤브샤브 샐러드, 삶은 닭고기 등
산뜻한 메뉴에도 잘 어울린다.

매실 초생강 소스

💬 **재료** 만들기 쉬운 분량

절인 매실 … 2개

초생강 (다진 것) … 15g

초생강의 초물 … 3큰술

미림 … 1큰술

💬 **만들기**

1 절인 매실은 씨를 제거하고 두드려서 잘게
  썬 후 모든 재료를 넣어 섞는다.

> 이런 요리에 어울린다!

삶은 문어나 가리비, 해조류 마리네에 사용하
면 좋다.
두부에 뿌리는 것 외에도 냉소면, 오크라나 참
마 무침에도 어울린다.

그때그때
맞춰먹자!

초생강의
효능이 올라가는
음식 궁합 레시피

요리에 포인트를 주는 초생강은 다른 재료와 잘 어
울린다. 상황에 따라 다양하게 활용하자.

초생강
음식 궁합 레시피 중요 포인트

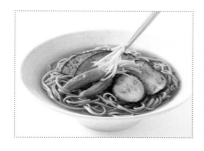

1 살이 잘 찌지 않는 체질이 된다

초생강은 몸을 따뜻하게 하고 혈액순환을 촉진하는 작용을 한다. 다른 재료의 영양소를 효과적으로 몸 전체에 전달하며 신진대사가 좋아지고 살찌기 힘든 체질이 된다.

2 생강의 효과를 최대한 살리자

초생강을 따뜻한 요리로 섭취하면 항산화 기능이 올라가고 몸을 따뜻하게 하는 효능도 높아진다. 진통 완화 등 생강의 효능을 건강 관리에 활용하자.

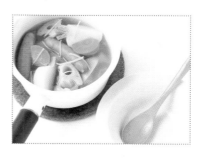

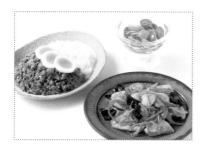

3 목적에 맞춘 재료와의 조합으로 상승 효과를 기대한다

초생강의 효능에 다른 식재료가 지닌 효능을 더하면 상승 효과를 기대할 수 있다. 목적에 맞춰 식재료를 고르면 컨디션 조절부터 미용까지 다양한 효과를 얻을 수 있다.

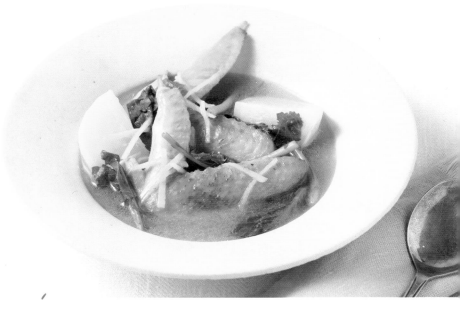

닭 날개와 순무 초생강 수프

🗨 **재료** 2인분

닭 날개 … 4개

소금, 후추 … 각 적당량

순무 (큰 것) … 1개

순무 잎 … 30g

올리브오일 … 1큰술

A 과립 콩소메 … 1작은술

  물 … 400ml

  초생강의 초물 … 1큰술

  초생강 (채 썬 것) … 15g

  소금 … 1/3작은술

🗨 **만들기**

1 닭 날개는 뼈 사이에 칼집을 넣고 소금, 후추를 뿌린
   다. 순무는 껍질을 벗겨 십자로 4등분하고 순무 잎
   은 5cm 길이로 썬다.

2 냄비에 올리브오일을 둘러 가열한 후 닭 날개를 나
   란히 올려 강한 불에 양면을 굽는다.

3 A와 순무를 넣어 중불에서 끓이고, 순무가 부드러
   워지면 순무 잎을 넣어 한소끔 끓인다.

음식 궁합 메모

닭 날개에 함유된 콜라겐은 순무 잎에 함유된 비타민 C
와 함께 섭취하면 콜라겐의 합성이 촉진된다. 초생강의
혈액순환 촉진 작용으로 피부의 대사도 좋아진다.

로스트비프 초생강 소스

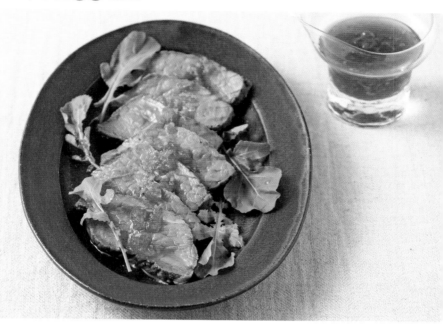

💬 **재료** 2~3인분

로스트비프 (시판) … 200~300g

양파 … 1/4개

A 간장, 미림 … 각 2큰술

　초생강의 초물 … 2큰술

　초생강 (다진 것) … 10g

　꿀 … 2작은술

루콜라 … 적당량

💬 **만들기**

1 양파를 강판에 갈아 프라이팬에 넣고 A와 함께 중
불에 걸쭉해질 때까지 졸인다.

2 그릇에 로스트비프를 담고 1을 뿌린 후 취향에 따
라 루콜라를 곁들인다.

음식 궁합 메모

소고기의 붉은 살에는 피부세포의 신진대사를 촉진하는
아연이 풍부하다. 초생강의 항산화 작용이 더해지면 피
부의 생기를 지킬 수 있다.

버섯 초생강 된장 볶음

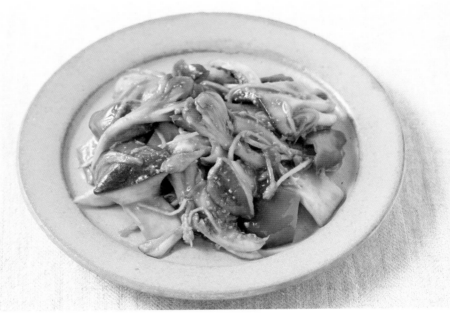

💬 **재료** 2인분

잎새버섯 … 약 100g

새송이버섯 … 약 100g

피망 … 2개

참기름 … 1큰술

A 된장, 미림 … 각 1과 1/2큰술

설탕 … 1작은술

초생강의 초물 … 1/2큰술

초생강 (채 썬 것) … 10g

💬 **만들기**

1 잎새버섯은 잘게 나누고 새송이버섯은 반으로 잘라 5mm 두께로 썬다. 피망은 적당한 크기로 썬다.

2 프라이팬에 참기름을 두르고 1을 볶는다. 버섯이 흐물흐물해지면 **A**를 잘 섞어 넣고 볶는다.

음식 궁합 메모

칼로리가 낮고 식이섬유가 풍부한 버섯과 신진대사를 촉진하는 초생강의 콤비는 다이어트에 큰 효과를 발휘한다. 특히 잎새버섯, 새송이버섯에는 지방연소를 돕는 비타민 B군이 풍부하다.

문어 초생강 카르파초

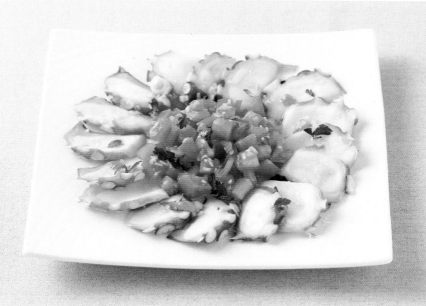

💬 **재료** 2인분

삶은 문어 (다리) ⋯ 150g

소금 ⋯ 적당량

토마토 ⋯ 1/2개

A 초생강 (다진 것) ⋯ 10g

　초생강의 초물 ⋯ 1큰술

　올리브오일 ⋯ 1과 1/2큰술

　소금, 후추 ⋯ 약간

이탈리안 파슬리 ⋯ 적당량

💬 **만들기**

1 문어는 얇게 저며 그릇에 나란히 담고 골고루 소금
　을 뿌린다.

2 토마토는 1cm 크기로 깍둑 썰어 A와 함께 섞어
　1에 뿌린다. 취향에 따라 다진 이탈리안 파슬리를
　뿌린다.

음식 궁합 메모

쫀득한 식감의 문어는 포만중추를 자극하여 과식을 예
방하는 효과가 있다. 또한 문어에 함유된 타우린은 운동
을 할 때 지방연소를 촉진한다.

홋카이도식 초생강 연어 스테이크

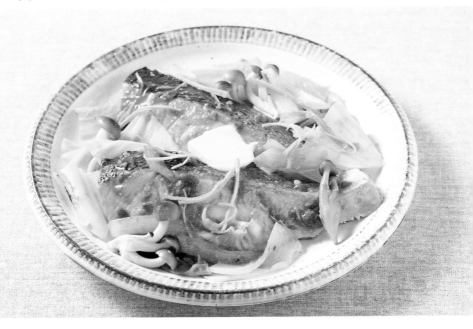

💬 **재료** 2인분

생 연어 ⋯ 약 140g

소금, 후추 ⋯ 각 적당량

양배추 ⋯ 2장

양파 ⋯ 1/4개

느타리버섯 ⋯ 약 50g

식용유 ⋯ 1큰술

초생강 (채 썬 것) ⋯ 10g

요리술 ⋯ 2큰술

A 된장 ⋯ 1과 1/2큰술

　미림 ⋯ 2큰술

　초생강의 초물 ⋯ 1큰술

버터 ⋯ 10g

💬 **만들기**

1 연어에 소금과 후추를 뿌리고, 양배추는 적당한 크기로 썰고 양파는 1cm 폭으로 자른다. 느타리버섯은 밑동을 잘라낸다.

2 프라이팬에 식용유를 둘러 달군 후 양배추, 양파, 느타리버섯을 넣고 살짝 볶는다. 연어와 초생강을 올리고 요리술을 둘러 뚜껑을 덮어 강한 불에 굽는다.

3 연어가 익으면 잘 섞은 **A**를 넣어 중불에서 국물이 없어질 때까지 조려 그릇에 담고, 뜨거울 때 버터를 올린다.

음식 궁합 메모

연어의 붉은 색을 내는 색소인 아스타크산틴은 강력한 항산화 작용으로 세포의 노화 방지에 효과가 있다. 초생강의 항산화 작용이 더해지면 강력한 효과를 얻을 수 있다.

초생강 드라이 카레

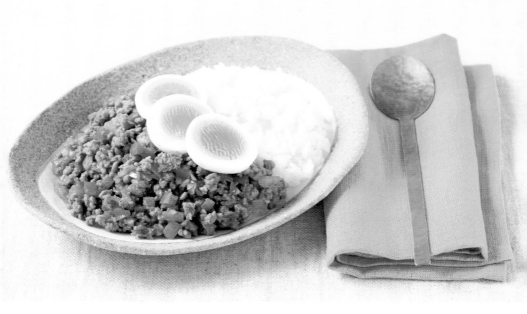

💬 **재료** 2인분

저민 돼지고기 … 180g

양파 … 1/2개

붉은 파프리카 … 1/4개

식용유 … 1큰술

초생강 (다진 것) … 20g

소금 … 1/2작은술

후추 … 약간

A 카레 가루 … 2작은술

　토마토케첩, 우스터 소스 … 각 1큰술

　과립 콩소메 … 1작은술

밥 … 400g

삶은 달걀 (둥글게 썬 것) … 1개분

💬 **만들기**

1 양파, 붉은 파프리카는 5mm 크기로 깍둑 썬다.

2 프라이팬에 식용유를 둘러 가열한 후 저민 돼지고기와 초생강을 볶는다. 고기가 익으면 1과 소금, 후추를 넣고 더 볶다가 A를 넣어 잘 섞으며 볶는다.

3 그릇에 밥을 담고 그 위에 2를 덮은 후 삶은 달걀을 올린다.

음식 궁합 메모

카레 가루는 항산화 성분이 풍부하다. 또한 혈관을 튼튼하게 만들고 혈액순환을 촉진시키기 때문에 초생강과 함께 먹으면 안티에이징 효과가 더욱 높아진다.

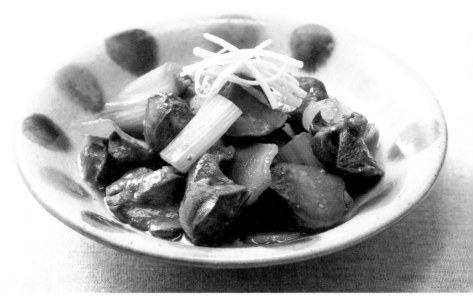

냉증 개선

달콤 짭짤한 초생강 닭 간 조림

💬 **재료** 2인분

닭 간 … 200g

우유 … 적당량

대파 … 1개

식용유 … 1큰술

초생강 (슬라이스) … 15g

A 일식풍 육수 … 100ml

　요리술, 미림, 간장 … 각 2큰술

　설탕 … 1과 1/2큰술

초생강 (채 썬 것) … 5g

💬 **만들기**

1　닭 간은 우유에 잠시 담가뒀다가 물에 씻어 물기를 빼고 한 입 크기로 썬다. 대파는 3cm 길이로 썬다.

2　냄비에 식용유를 둘러 달군 후 1과 초생강을 볶는다. A를 넣고 중불에서 조리다가 국물이 자작하게 남으면 강한 불에서 닭 간에 간이 배게 조린다.

3　그릇에 담고 초생강을 곁들인다.

음식 궁합 메모

여성의 냉증은 빈혈이 원인인 경우도 있다. 몸을 따뜻하게 하는 초생강과 철분이 풍부한 간을 함께 먹으면 산소 운반이 원활해서 열에너지 상승을 기대할 수 있다.

초생강 채소 메밀국수

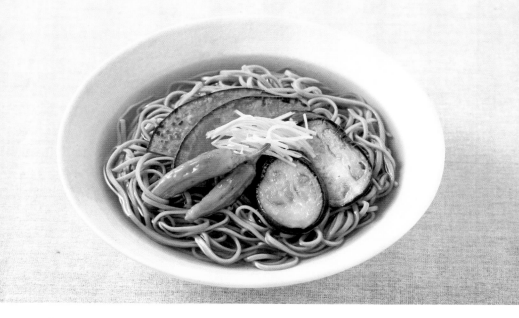

💬 **재료** 2인분

가지 … 1개

단호박 … 60g

꽈리고추 … 4개

참기름 … 2큰술

소금 … 적당량

메밀국수 … 200g
(건면 · 메밀가루 80% 이상)

A 멘쯔유 (3배 희석) … 150ml

  물 … 300ml

  초생강의 초물 … 4큰술

초생강 (채 썬 것) … 15g

💬 **만들기**

1 가지는 1cm 폭으로 어슷 썰고 단호박은 5mm 두께로 썬다. 꽈리고추는 칼집을 넣는다.

2 프라이팬에 참기름을 두른 후 1을 넣고 소금을 골고루 뿌려 굽는다.

3 메밀국수를 삶아 소쿠리에 건져 물기를 빼고 그릇에 담은 후 그 위에 2를 올린다.

4 A를 데워 3에 붓고 초생강을 곁들인다.

음식 궁합 메모

메밀에 함유된 루틴이라는 폴리페놀이 혈액순환을 촉진한다. 초생강을 녹황색 채소와 함께 먹으면 혈액순환이 더욱 좋아져 냉증 개선 효과를 발휘한다.

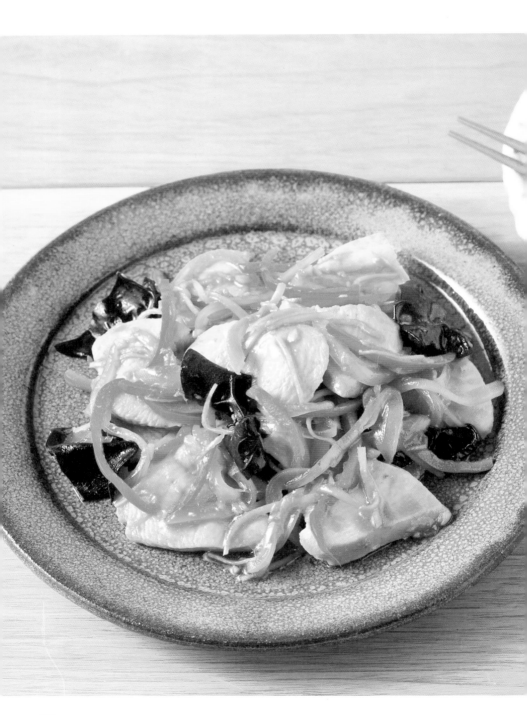

닭가슴살 초생강 볶음

💬 **재료** 2인분

닭가슴살 … 약 100g

마늘 … 1개

양파 … 1/4개

붉은 피망 … 1개

목이버섯 (말린 것) … 3g

식용유 … 1큰술

초생강 (채 썬 것) … 35g

A 오이스터 소스 … 1과 1/3큰술

　설탕, 간장 … 각 1/2큰술

　초생강의 초물 … 1/2큰술

　물 … 3큰술

　간장 … 1/4작은술

💬 **만들기**

1 닭가슴살은 한 입 크기로 자르고 마늘은 다진다. 양파는 얇게 썰고 붉은 피망
   은 채 썬다. 목이버섯은 물에 불린다.

2 프라이팬에 식용유를 두르고 마늘을 볶아 향이 나면 닭가슴살을 볶는다. 고
   기가 익으면 초생강, 양파, 목이버섯을 넣고 볶는다.

3 잘 섞은 A, 붉은 피망을 넣어 골고루 섞으며 볶는다.

음식 궁합 메모

닭가슴살에 많이 함유된 이미다졸 디펩티드는 강력한 항산화 작용으로 피로회복에
좋다. 초생강의 항산화 작용의 상승 효과로 세포까지 건강해진다.

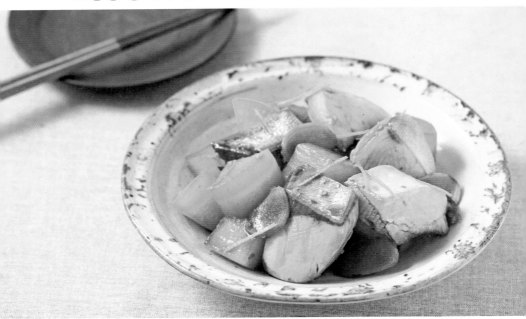

맑은 혈액
초생강 방어 무찜

💬 **재료** 2인분

무 … 1/3개

방어 … 약 140g

A 요리술, 물 … 각 4큰술

　설탕, 미림 … 각 1과 1/2큰술

　간장 … 2큰술

　초생강 (슬라이스) … 15g

유자 껍질 (채 썬 것) … 적당량

💬 **만들기**

1　무는 껍질을 벗기고 3cm 두께의 부채꼴로 썬 후 내열그릇에 담아 랩을 씌워 전자레인지에 약 5분 동안 가열한다. 방어는 먹기 좋은 크기로 잘라 찜기에서 찐다.

2　냄비에 A를 넣고 끓인 후 1을 넣고 뚜껑을 덮어 국물이 자작해질 때까지 조린다.

3　그릇에 담고 유자 껍질을 적당히 뿌린다.

음식 궁합 메모

오메가 3(n-3계 불포화지방산)가 풍부한 방어는 혈액을 맑게 하는 우수한 식재료다. 항산화 작용이 있는 초생강과 함께 먹으면 혈액이 탁해지는 것을 예방할 수 있다.

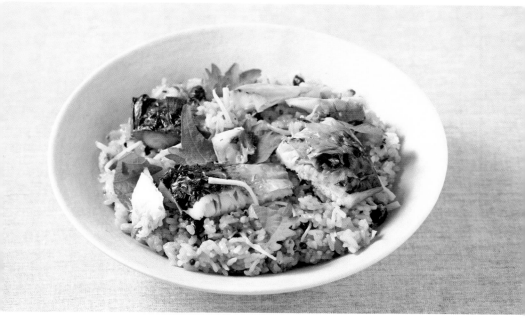

맑은 혈액
고등어 구이 덮밥

💬 **재료** 2인분

간고등어 … 약 140g

따뜻한 잡곡밥 … 400g

A 초밥용 단초물 … 2큰술

　초생강의 초물 … 1큰술

　초생강 (채 썬 것) … 15g

푸른 차조기 … 2장

💬 **만들기**

1 고등어는 그릴에 구워 살이 흐트러지지 않도록 가시를 발라낸다.

2 잡곡밥에 A를 넣어 섞고 한 김 식으면 1을 올려 가볍게 섞는다.

3 그릇에 담고 푸른 차조기를 손으로 적당히 뜯어 음식 위에 보기 좋게 뿌린다.

음식 궁합 메모

고등어에 함유된 오메가 3(n-3계 불포화지방산)가 혈액을 맑게 만든다. 잡곡밥을 먹으면 고혈당으로 혈액이 탁해지는 것을 예방할 수도 있다.

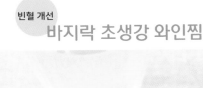

바지락 초생강 와인찜

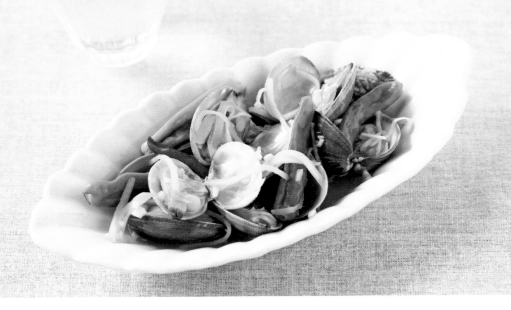

🗨 **재료** 2인분

바지락 (껍질째) ··· 300g

마늘 ··· 1개

꽈리고추 ··· 10개

붉은 고추 ··· 1개

A 과립 콩소메 ··· 1작은술

　화이트와인, 물 ··· 각 3큰술

　초생강 (채 썬 것) ··· 10g

소금, 후추 ··· 각 적당량

🗨 **만들기**

1 바지락 껍질을 잘 문질러 씻어 물기를 빼고, 마늘은
　다지고, 꽈리고추는 꼭지를 제거한다. 붉은 고추는
　씨를 제거한다.

2 프라이팬에 1, A를 넣어 뚜껑을 닫고 중불에서 익
　힌다. 바지락 껍질이 열릴 때까지 찐 후 소금, 후추
　로 간을 맞춘다.

음식 궁합 메모

바지락의 철분, 아연, 타우린이 빈혈과 빈혈에서 오는 피
로를 개선하는 데 도움이 된다. 꽈리고추에 함유된 비타
민 C, 초생강의 신맛 성분이 부족하기 쉬운 철분 흡수를
높인다.

돼지 간 브로콜리 오이스터 볶음

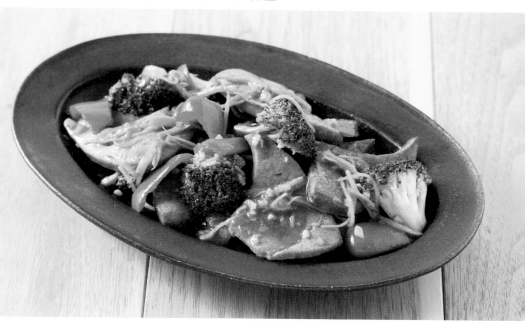

🗨 재료 2인분

돼지 간 (슬라이스) … 160g

우유 … 적당량

간장, 요리술 … 각 1작은술

브로콜리 … 1/3개

붉은 피망 … 1개

녹말 … 적당량

참기름 … 1큰술

다진마늘 … 1개분

A 초생강 (채 썬 것) … 15g

  오이스터 소스 … 1과1/3큰술

  간장 … 2작은술

  설탕 … 1/2작은술

🗨 만들기

1 돼지 간은 우유에 잠시 담가뒀다가 물로 씻어 물기를 뺀 후 간장, 요리술을 골고루 뿌려 버무린다.

2 브로콜리는 작게 잘라 랩을 씌운 후 전자레인지에 2분 동안 가열한다. 붉은 피망은 적당한 크기로 자른다.

3 1의 양념을 키친타월로 닦고 녹말을 뿌린다.

4 프라이팬에 참기름을 둘러 마늘을 볶은 후 3을 넣어 굽고 2와 A를 넣어 함께 볶는다.

음식 궁합 메모

빈혈 대책 3대 영양소인 철분, 비타민 C, 엽산을 함께 섭취할 수 있는 메뉴다. 철분은 간에, 비타민 C는 붉은 피망에, 엽산은 브로콜리에 풍부하게 함유되어 있다.

톳 두부 햄버거

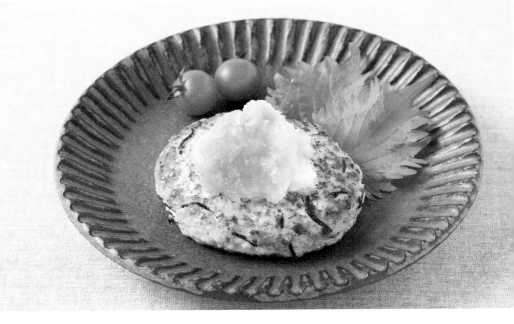

💬 재료 2인분

두부 … 150g

저민 닭고기 … 150g

건조 톳 (물에 불린 것) … 2g

A 초생강 (다진 것) … 15g

　대파 (다진 것) … 10cm

　소금 … 1/4작은술

　푼 달걀 … 1/2개

　빵가루 … 2큰술

식용유 … 1큰술

갈은 무 … 적당량

푸른차조기, 미니토마토 … 각 적당량

B 폰즈 … 1과 1/2큰술

　초생강의 초물 … 2작은술

💬 만들기

1 두부는 키친타월로 감싸서 내열 그릇에 담아 전자레인지에서 1분 동안 가열한 후 물기를 버리고 식힌다.

2 볼에 저민 고기, 1과 A를 넣어 반죽을 한 후 물기를 뺀 톳을 넣어 섞는다. 이등분하여 둥근 모양으로 빚는다.

3 프라이팬에 식용유를 둘러 가열한 후 2를 굽는데, 한 쪽 면이 노릇해지면 뒤집고 뚜껑을 닫은 후 약한 불에서 조금 더 굽는다.

4 그릇에 담아 간 무, 푸른 차조기, 미니토마토를 곁들이고 잘 섞은 B를 뿌린다.

음식 궁합 메모

두부에는 혈압을 조절하는 마그네슘과 칼슘이, 톳에는 칼륨이 함유되어 있다. 초생강과 폰즈를 사용하여 간을 하면 염분 섭취를 줄일 수 있다.

정어리 초생강 조림

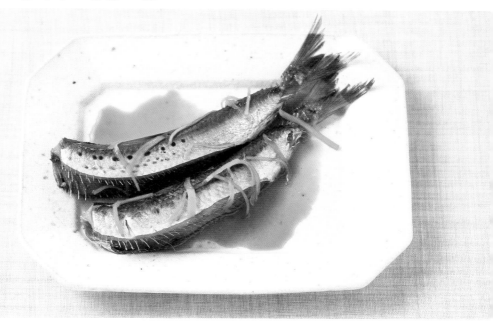

🍵 재료 2인분

정어리 (작은 것) … 4마리

A 물 … 100ml

　요리술 … 4큰술

　미림 … 2큰술

　초생강의 초물 … 2큰술

　설탕 … 1큰술

　간장 … 1과 1/2큰술

　초생강 (채 썬 것) … 15g

🍵 만들기

1 정어리는 비늘, 대가리, 내장을 제거하고 흐르는 물
　에 씻어 키친타월로 물기를 닦는다.

2 작은 프라이팬에 A를 넣어 끓인 후 1을 나란히 담
　아 알루미늄호일 등으로 덮는다.

3 양념을 정어리에 끼얹고 양념이 1/3정도로 줄어들
　때까지 조린다.

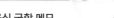

음식 궁합 메모

정어리에 함유된 오메가 3 (n-3계 불포화지방산)와 초
생강의 상승 효과로 혈액이 맑아져 혈압을 낮춘다. 신맛
을 살리면 염분을 줄일 수 있다.

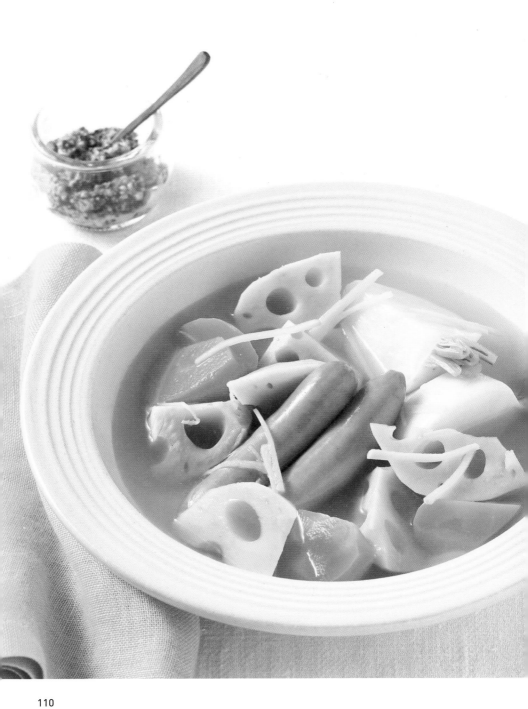

110

일본풍 뿌리채소 초생강 포토픠

💬 **재료** 2인분

연근 … 130g

당근 … 1/2개

순무 … 1개

소시지 … 4개

A 초생강 (채 썬 것) … 10g

　초생강의 초물 … 2큰술

　과립 콩소메 … 1/2큰술

　물 … 600ml

　소금 … 1/3작은술

　후추 … 약간

씨겨자 … 적당량

💬 **만들기**

1 연근, 당근은 껍질을 벗겨 적당한 크기로 썰고 순무는 껍질을 벗겨 4등분한다.

2 냄비에 **A**, 연근, 당근을 넣어 중불로 가열한다. 끓어오르면 중불에서 15분 동안 더 끓인다. 순무와 소시지를 넣어 채소가 부드러워질 때까지 끓인다.

3 그릇에 담고 씨겨자를 곁들인다.

음식 궁합 메모

연근의 점성이 점막을 보호한다. 또한 연근에 함유된 비타민 C는 열에 강하고, 당근의 베타카로틴과 함께 먹으면 점막이 강화된다.

양상추 모즈쿠 초생강 수프

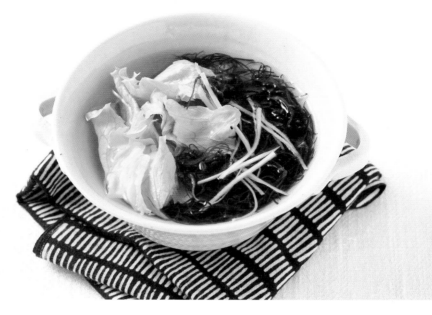

💬 **재료** 2인분

양상추 … 1장

A 간이 된 모즈쿠 (해건류) … 약 140g

    초생강의 초물 … 2큰술

    초생강 (채 썬 것) … 10g

    일식풍 맛국물 조미료 … 1/2작은술

끓인 물 … 300ml

💬 **만들기**

1 그릇에 손으로 적당히 뜯은 양상추와 **A**를 나눠 담는다.

2 끓인 물을 150ml씩 부은 후 젓는다.

음식 궁합 메모

모즈쿠의 점성 성분인 후코이단에는 면역 세포를 활성화하는 효능이 있다. 항산화 작용을 하는 초생강을 함께 먹어 면역력을 끌어올리자.

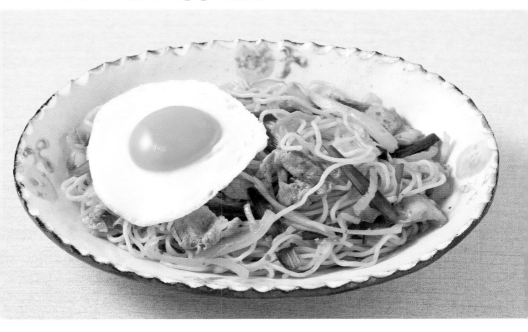

돼지고기 김치 초생강 볶음면

💬 **재료** 2인분

돼지고기 … 80g

소금, 후추 … 각 적당량

양파 … 1/4개

부추 … 1/2단

중화면 (삶은 것) … 2인분

달걀 … 2개

식용유 … 1과 1/2큰술

A 초생강 (채 썬 것) … 20g

　 초생강의 초물 … 1큰술

　 배추김치 … 100g

　 치킨스톡 … 1작은술

💬 **만들기**

1 돼지고기는 소금, 후추를 뿌리고, 양파는 얇게 썰고 부추는 적당한 크기로 썬다.

2 중화면은 봉지를 열어 그대로 전자레인지에 약 1분 30초 동안 가열한다.

3 프라이팬에 식용유 1/2큰술을 두르고 가열한 후 달걀프라이를 두 개 만든다.

4 다른 프라이팬에 식용유 1큰술을 두르고 돼지고기와 양파를 볶는다. 면을 넣어 잘 풀어주면서 함께 볶은 후 부추와 **A**를 넣고 한 번 더 볶아준다. 그릇에 담아 3을 올린다.

음식 궁합 메모

김치에 함유된 식물성 유산균이 장내 환경 개선을 도와준다. 항산화 작용이 있는 초생강, 부추, 양파와 함께 먹으면 면역력도 좋아진다.

재료부터 효과까지
초생강 Q&A

생강 특유의 매운맛에 대한 고민이나 재료와의 조합 등 초생강에 대한 궁금증을
풀어보자.

Q 생강은 껍질을 벗겨서 사용해도 되나요?

A 몸에 좋은 성분은 껍질에 많이 함유되어 있으므로 껍질째로 사용하세요.

진저론과 쇼가올 등 건강에 좋은 성분은 생강 껍질에 많이 함
유되어 있습니다. 겉에 묻은 흙 등을 깨끗하게 씻어 껍질째로
잘라 사용하세요. 껍질의 식감이 신경 쓰인다면 젓가락이나
숟가락으로 가볍게 긁어주거나 껍질째로 강판에 갈아서 사용
해도 좋습니다. 갈아둔 생강은 보존기간이 짧습니다.
3~4일 안에 먹을 수 있는 분량만 만드세요.

Q 시판 초생강을 사용해도 효과는 있나요?

A 직접 만들 여유가 없을 때는 시판 초생강을
활용해도 괜찮습니다.

시판 초생강은 햇생강을 사용한 것이 많습니다. 햇생강은 숙
성한 생강과 비교하면 효과는 떨어지지만 직접 만들기 힘든
경우에는 대신 먹거나 사용할 수 있습니다. 단맛이
강한 제품도 있으므로 너무 많이 먹지 않도록 조심
하세요.

Q 생강을 먹으면 얼굴이 빨개지고
몸에 열이 납니다.

A 양을 줄여도 심하게 열이 오르는 경우에는
섭취를 자제하세요.

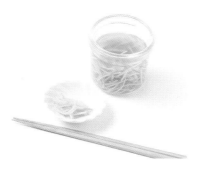

생강을 먹었을 때 몸이 뜨거워지는 감각은 일
반적이지만, 과도하게 열이 올라 얼굴이 빨개
지거나 땀이 심하게 나거나 몸이 무거워지는
등의 증상을 보인다면 섭취량을 줄여 몸의 상
태를 살피세요. 소량을 섭취해도 열이 심하게
오른다면 체질에 맞지 않는 것일 수도 있기에
섭취를 자제하세요.

햇생강을 사용해도 괜찮은가요?

 수확 후 숙성 기간을 거친 생강에 좋은 성분
이 더 많이 함유되어 있습니다.

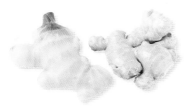 햇생강은 껍질에 아직 좋은 성분이 적어서 수
확 후 어느 정도 지난 생강을 사용하기를 권
장합니다. 생강의 매운맛이 먹기 힘들다면 햇
생강으로 만들어 먹어도 좋습니다. 단, 건강
에 미치는 효과는 떨어집니다.

좀처럼 좋아지지 않는
냉증이 고민인 사람은 '찐 생강'을 사용하자

1 생강을 찐다

· 찜기를 사용할 경우

찜기에 시트를 깔고 껍질
째 2mm 두께로 썬 생강
약 80g을 넣고 강한 불
에 30분 동안 찐다.

· 전자레인지를 사용할 경우

내열 그릇에 시트를 깔고 찜
기를 사용할 때와 같이 썬 생
강을 펼쳐서 담은 후 랩을 씌
워 1분 30초~2분 동안 가열
한다.

2 꿀, 식초에 절인다

소독한 병에 1을 넣어 꿀 1/2큰술, 식초 80ml를 부어 젓는다. (76쪽 참조)

※생강의 양에 따라 꿀과 식초의 양을 비율에 맞춰 조절한다.

생강에는 몸을 따뜻하게 하고 모세혈관의 혈액순환을 촉진하는 작용이 있지만 좀처럼 개선되지 않는 냉증이 고민인 사람은 '찐 생강'을 먹는 것이 좋다. 익히지 않은 생강에도 매운맛 성분이 함유되어 있지만, 가열하면 강력한 항산화 성분인 쇼가올이 증가하여 몸을 따뜻하게 만드는 효과가 더욱 커진다. 한방에서는 익히지 않은 생강을 건조시킨 것을 생강生薑, 가열한 후에 건조시킨 것을 건강乾薑이라고 부르며, 건강이 몸을 더욱 따뜻하게 만들고 몸의 순환을 좋게 만드는 효과가 강하다고 알려져 있다. 찐 생강은 찜기나 전자레인지로도 만들 수 있으므로 요리에는 물론이고 초생강에도 꼭 활용하자.

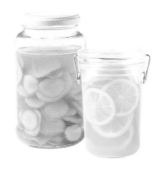

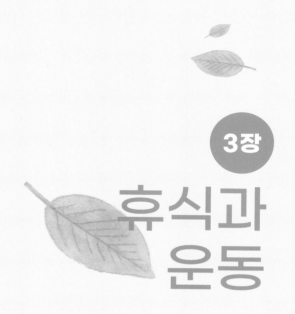

3장

휴식과
운동

모세혈관을 젊어지게 하려면 휴식과 운동도
빠트릴 수 없다. 여기에서는 흐트러지기 쉬운
자율 신경을 정돈하고 모세혈관의 혈액순환을
촉진시키기 위한 휴식 방법과 가벼운 운동을
소개한다.

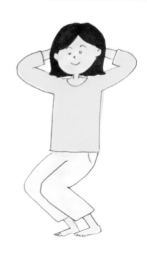

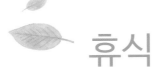

휴식

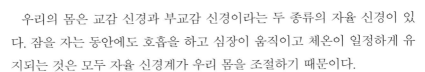

양질의 휴식이 모세혈관을 강화한다

우리의 몸은 교감 신경과 부교감 신경이라는 두 종류의 자율 신경이 있다. 잠을 자는 동안에도 호흡을 하고 심장이 움직이고 체온이 일정하게 유지되는 것은 모두 자율 신경계가 우리 몸을 조절하기 때문이다.

혈관, 특히 모세혈관은 자율 신경의 영향을 받아 움직인다. 교감 신경이 활발해지면 수축하고 부교감 신경이 활발해지면 확장하여 필요한 순간에 필요한 곳에 혈액을 순환시켜 산소와 영양분, 호르몬을 전달한다.

하지만 자율 신경은 나이를 먹거나 스트레스, 수면 부족 등으로 흐트러지기 쉽다. 그러면서 모세혈관의 건강에도 위협을 준다. 이를 예방하기 위해서 필요한 것이 '휴식'과 '수면'이다.

자율 신경은 낮에는 교감 신경이 활발하게 움직여 근육 등 필요한 곳에 혈액을 순환시킨다. 밤이 되면 부교감 신경이 활발하게 움직이며 휴식 모드로 전환되면서 혈액은 몸 전체의 모세혈관으로 흘러간다.

만약 수면 부족이나 스트레스로 교감 신경이 활발한 상태가 지속되면 모세혈관으로 가는 혈액이 정체되어 모세혈관의 열화도 진행된다.

'수면은 양보다 질'이라는 말을 많이 듣는데 건강한 몸을 만들기 위해서는 양과 질 모두 중요하다. 여기서는 흐트러진 자율 신경을 정돈하고 몸이 올바르게 휴식을 취하기 위한 수면 방법을 소개한다.

1 수면 호르몬 '멜라토닌'으로 모세혈관의 노폐물을 배출한다

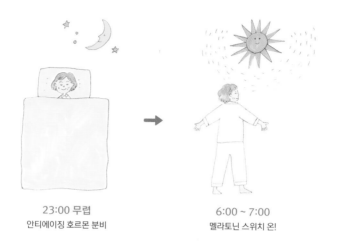

23:00 무렵
안티에이징 호르몬 분비

6:00 ~ 7:00
멜라토닌 스위치 온!

수면은 몸을 유지하고 관리하는 시간이다. 피부와 근육 등의 조직과 마찬가지로 모세혈관을 회복시키고 증강하기 위해서 중요한 시간이다. 여기서 필요한 것이 성장 호르몬과 함께 작용하는 멜라토닌이다. 멜라토닌은 잠이 오게 하는 '수면 호르몬'일 뿐만 아니라 현재 발견된 항산화 물질 중에서도 최강의 항산화 작용을 가진 안티에이징 호르몬이기도 하다. 우리의 몸은 스스로 최강의 항산화 물질을 만들어 내어 산화로부터 몸을 지키고 있는 것이다.

멜라토닌을 충분히 분비시키기 위해서는 6~7시 무렵에 아침 햇볕을 쬐고 아침 식사를 하는 것이 중요하다. 이렇게 하면 체내 시계가 올바르게 작동하여 21시 무렵에는 멜라토닌의 분비가 시작된다. 잠이 들었을 때부터 3시간 동안 발생하는 분비량이 최대가 되는 성장 호르몬과 멜라토닌으로 모세혈관과 몸 안의 조직이 효과적으로 유지되고 관리된다.

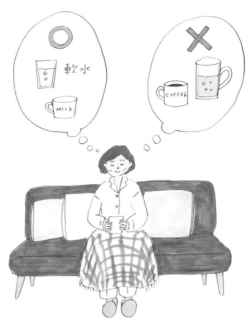

2 취침 전에는 술보다는 알칼리성 연수를 마신다

술을 마시면 잠이 잘 온다는 것은 잘못된 상식이다. 일시적으로 졸음이 오더라도 얕은 잠일뿐만 아니라 한밤중에 잠이 깨기도 한다. 또한 알코올을 분해하기 위해 간장의 모세혈관이 계속 움직여서 몸이 쉬지 못하고 다음날 아침까지 피로가 남는다. 위에 음식물이 남은 상태에서 잠을 잘 때도 교감 신경이 쉬지 못하고 활발히 움직이기 때문에 내장 피로의 원인이 된다. 그러므로 마지막 식사는 취침 3시간 전에 끝내자.

카페인이 함유된 커피나 홍차, 녹차는 깊은 잠을 들게 하는 프로스타글란딘 D2의 분비를 억제하기 때문에 깊은 잠을 방해한다. 취침 전에는 몸에 부담이 적고 항산화 작용이 기대되는 알칼리성 연수를 마시자. 기분이 들뜨거나 긴장하여 잠들지 못할 때는 캐모마일 차나 따뜻한 우유로 마음을 안정시키는 것도 좋다.

3 한밤중에 잠이 깨어도
일어나지 말고 눈을 감고 있자

한밤중에 잠이 깨거나 잠들지 못할 때에는 빛이 들지 않게 어두운 상태를 유지하며 누워있자. 눈을 감고 가만히 있으면 몸의 리듬에 이끌려 자연스럽게 졸음이 찾아와서 모르는 사이에 잠이 들 것이다.

잠이 오지 않는다고 불을 켜거나 스마트폰이나 태블릿을 사용하면 빛을 감지한 몸이 각성 상태가 된다. 이것은 우리의 몸에 갖춰진 체내 시계에 따른 현상이다. 빛을 쬐면 수면 호르몬인 멜라토닌의 분비가 멈추는 동시에 자율 신경으로 모세혈관이 수축하여 몸이 각성하게 된다.

한밤중에 화장실에 갈 때도 발밑을 비추는 부분 조명을 사용하는 등 넘어지지 않을 정도의 밝기로 조도를 낮추자.

조명을 꺼두자

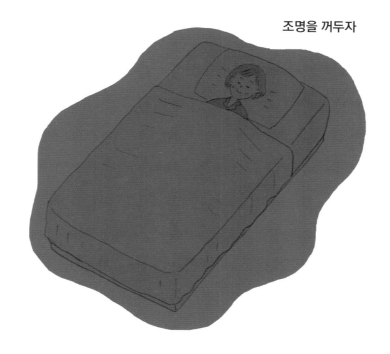

4 수면 시간은 7시간이 최적!
길어도 짧아도 노화가 진행된다

수면 시간이 짧으면 안티에이징 호르몬인 멜라토닌이나 성장 호르몬이 충분히 분비되지 않아 모세혈관을 비롯한 몸 안 조직의 회복이 늦다. 4시간 수면이 3일 동안 이어지면 혈압과 혈당치가 올라가고 암에 걸리기 쉽다는 데이터도 있다. 만성적인 수면 부족은 우리가 상상하는 것 이상으로 건강을 위협한다.

그렇다고 해서 장시간 수면이 좋은 것도 아니다. 평소에 수면이 부족하니까 휴일에는 '잠을 보충한다'는 사람도 있지만, 10시간 넘는 수면은 체내 시계의 리듬이 흐트러져 도리어 컨디션을 떨어지게 만든다.

미국에서 110만 명을 대상으로 조사한 결과에는 가장 장수하는 사람은 수면 시간이 7시간인 사람들이었고, 수면 시간이 3시간 반~4시간인 사람들과 8시간 반인 사람들의 사망률이 15%나 높다는 결과가 나왔다.

수면 시간이 적당하다

수면 시간이 너무 길거나 짧다

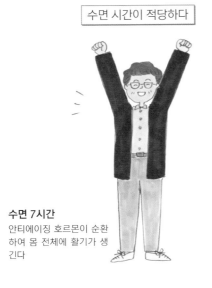

수면 7시간
안티에이징 호르몬이 순환하여 몸 전체에 활기가 생긴다

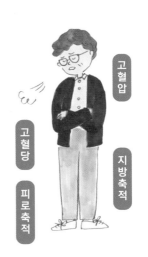

고혈압

고혈당

지방축적

피로축적

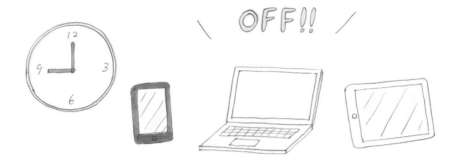

5 스마트폰이나 컴퓨터의 빛과 전자파로 모세혈관의 혈액순환이 악화된다

일을 하면서 컴퓨터를 사용하고 집에서도 잠들기 직전까지 스마트폰이나 태블릿으로 메일을 주고받거나 게임이나 독서를 하는 사람이 많다. 하지만 기기의 화면에서 발생하는 블루라이트의 강한 빛은 아무리 작은 화면이라도 시신경을 자극하여 멜라토닌 분비를 억제한다. 즉 전자파는 멜라토닌을 파괴하여 잠을 방해한다. 또한 교감 신경을 자극해 모세혈관의 혈액순환이 떨어지면서 몸의 유지와 관리가 정체되어 여러 가지 나쁜 증상이 일어나기 쉽다.

밤에는 형광등의 강한 빛은 물론이고 스마트폰 등의 화면에서 나오는 빛도 피하며 가능한 간접 조명이나 촛불 등의 부드러운 빛으로 바꿔 휴식할 수 있는 환경을 만들자.

운동

근육 트레이닝 & 유산소 운동으로
모세혈관이 증강한다

모세혈관이 증강하기 위해서는 운동을 빠트릴 수 없다. 이와 관련 있는 것이 근육이다. 하지만 안타깝게도 근육은 나이를 먹으면 감소한다. 40세를 넘어 신진대사가 떨어지고 쉽게 피곤해지거나 살이 찌기 쉽고, 냉증이나 고혈압 등의 나쁜 증상이 늘어나는 것은 근육이 감소하기 때문이다.

운동은 모세혈관의 증강에 상당히 효과적이다. 근육 세포에 필요한 산소를 전달하기 위해 모세혈관이 쑥쑥 성장하기 때문이다. 그 중에서도 '근육 트레이닝+유산소 운동'이 특히 효과가 있다.

예를 들어 복근 운동이나 스쿼트 같은 근육을 강하게 자극하는 운동(근육 트레이닝)을 5분 동안 한 후에 워킹이나 요가같은 완만한 운동(유산소 운동)을 15분 정도 한다고 하자. 그러면 근육 트레이닝으로 상처가 난 근육을 회복하기 위해 성장 호르몬이 분비되고, 그 타이밍에 유산소 운동을 하면 혈액순환이 향상되어 모세혈관이 증강된다. 또한 지방의 연소도 촉진된다.

평소에 사용하지 않는 근육을 자극하는 수영도 추천한다. 빠른 속도로 수영을 하면 '근육 트레이닝', 천천히 수영을 하면 '유산소 운동'이 되기 때문에 효율적으로 모세혈관을 증강할 수 있다. 그 외에도 일하는 틈틈이 가벼운 운동을 하거나 반신욕을 하면서 스트레칭, 복식호흡을 하는 것도 효과가 있다.

운동을 꾸준히 하는 것이 중요하다. 자신에게 맞는 운동을 찾고 습관으로 만들자.

1 바른 자세, 근육 트레이닝의 첫 걸음이다

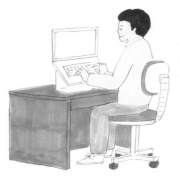

등을 똑바로 쭉 세워 바른 자세를 취한다

의자 등받이에 기대지 말고 등을 쭉 펴고 시선과 모니터 화면의 높이를 맞춘다. 시선이 지나치게 아래로 내려가는 경우에는 PC 스탠드로 높이를 조절하면 좋다.

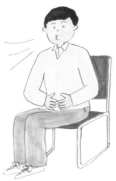

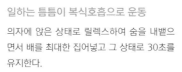

일하는 틈틈이 복식호흡으로 운동

의자에 앉은 상태로 릴렉스하여 숨을 내뱉으면서 배를 최대한 집어넣고 그 상태로 30초를 유지한다.

운동습관이 들지 않은 사람은 자세를 똑바로 취하는 것부터 시작하자. 우리는 지구의 중력에 거슬러 자세를 유지하며 살아간다.

자세를 똑바로 취하면 단련되는 코어 근육은 적색근이라 불리며 모세혈관이 많이 집중되어 있다. 적색근은 호흡과 혈액순환, 골격과 자세 유지를 하는 데 사용되고 기초대사를 받쳐주는 중요한 근육이다. 강도 높은 트레이닝을 하지 않아도 일상 속에서 자세를 바르게 잡는 것만으로 강화할 수 있고 나아가 모세혈관의 건강유지, 대사 상승으로도 이어진다.

자세를 바르게 하는 방법은 간단하다. 맨 먼저 등 근육을 늘린다. 선 상태에서는 배와 등, 엉덩이의 근육을 의식하자. 의자에 앉아있을 때는 등받이에 기대지 말고 등 근육을 늘린다. 다리는 꼬지 말고 양쪽 허벅지를 딱 붙이면 다리의 근육 강화에도 효과적이다.

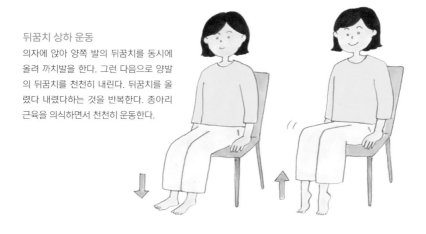

뒤꿈치 상하 운동
의자에 앉아 양쪽 발의 뒤꿈치를 동시에
올려 까치발을 한다. 그런 다음으로 양발
의 뒤꿈치를 천천히 내린다. 뒤꿈치를 올
렸다 내렸다하는 것을 반복한다. 종아리
근육을 의식하면서 천천히 운동한다.

2 근육량이 많은 하반신을 단련하면 모세혈관의 힘이 강해진다

허벅지와 종아리, 엉덩이 등 하반신에는 근육과 모세혈관이 많고 중력
을 거슬러 아래에서 위로 혈액을 올려 보내는 것을 도와준다. 다시 말하면
하반신의 근육을 단련하는 일은 모세혈관의 증강으로 이어진다.

근육 트레이닝은 몇 살에 시작해도 효과가 있다. 하버드 대학에서
70~90대의 고령자를 대상으로 근육 트레이닝을 시킨 결과 근육량이 많
아졌다. 미국의 벅 연구소에서는 주 2회, 1시간의 웨이트 트레이닝을 반년
이상 한 65세 이상 고령자의 근육 유전자가 20~35세의 젊은이와 같을 만
큼 회복되었다고 보고했다.

근육 트레이닝이라고 해도 강도가 높은 트레이닝은 필요하지 않다. 꾸
준히 해야 효과를 얻을 수 있다. 여기에서 소개하는 방법은 간단한 하반신
근육 트레이닝이다. 업무나 가사를 하는 틈틈이 꼭 시도해보길 바란다.

허벅지 붙이기

의자에 앉아 양쪽 허벅지의 안쪽에 힘을
넣어 양 다리를 붙이고 10초 동안 그 자
세를 유지한다. 일을 하거나 전철 안에서
도 할 수 있다.

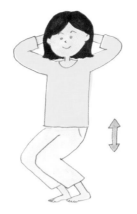

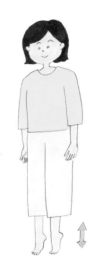

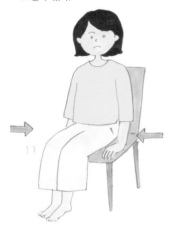

간단 스쿼트

발을 어깨넓이로 벌리고 천천히 무릎이
90도가 될 때까지 몸을 내린다. 무릎이
완전히 펴지기 직전까지 천천히 일어섰
다가 다시 내린다. 허벅지, 종아리 근육을
의식하며 운동한다.

종아리 근육 트레이닝

발을 어깨넓이로 벌리고 양발의 뒤꿈치를
천천히 5초에 걸쳐 올렸다 내린다. 전철
안이나 이를 닦는 사이에도 할 수 있다.

다리 뒤로 올리기

의자의 등받이를 잡고 몸을 45도로 기울
인다. 다리를 쭉 뻗은 채로 한쪽씩 뒤로
올려 각각 5초씩 정지한다. 엉덩이와 허
벅지 뒤쪽 근육을 의식하면서 운동한다.

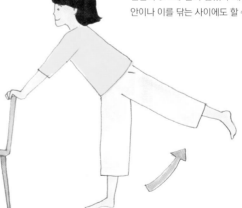

3 목욕 중 스트레칭으로 굳어버리기 쉬운 관절의 모세혈관에도 혈액순환을 원활하게

목욕 중 스트레칭

손목

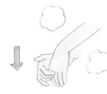

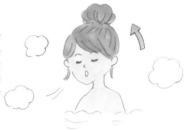

1. 왼손을 앞으로 뻗어 손가락 끝이 아래로 향하게 손목을 접는다. 오른손으로 엄지손가락 이외의 손가락을 잡고 몸 쪽으로 천천히 당긴다. 오른손도 같은 방법으로 각 10회씩 한다.

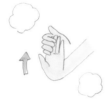

2. 왼손을 앞으로 뻗어 손가락 끝을 위로 향하게 손목을 접는다. 오른손으로 엄지손가락 이외의 손가락을 잡고 몸 쪽으로 천천히 당긴다. 오른손도 같은 방법으로 각 10회씩 한다.

목

숨을 내뱉으면서 천천히 고개를 앞으로 숙였다가 뒤로 젖힌다. 다음으로 고개를 앞에서부터 시계 방향으로 크게 한 번 돌리고 마찬가지로 시계 반대 방향으로 한 번 돌린다. 이것을 각 3회 반복한다.

목욕 중에는 느긋하게 스트레칭을 하자. 10분이라도 좋으니 욕조에 몸을 담그고 몸이 따뜻해졌을 때 스트레칭을 하면 관절이 움직일 수 있는 만큼 최대로 늘릴 수 있다. 일상생활에서는 그다지 사용하지 않는 모세혈관까지 혈액이 전달되어 모세혈관이 젊어지고 증강된다.

스트레칭을 할 곳은 관절, 척추, 하반신 근육이다. 평소에 사용하지 않는 곳은 방치해두면 조금씩 굳어 모세혈관도 노화되고 감소한다. 책상 앞에 앉아서 일하는 사람은 다리와 허리, 고관절, 손목과 고개를 집중적으로 스트레칭한다. 모든 스트레칭을 할 때는 등 근육을 쭉 늘리고 숨을 조금씩 길게 내쉬면서 릴렉스한 상태로 천천히 하는 것이 포인트다. 부교감 신경이 활발해져 모세혈관의 혈액순환도 더욱 촉진된다.

목욕 중 스트레칭

고관절

바닥에 앉아서 양발을 붙이고 발끝을 양
손을 잡는다. 고관절이 벌어지는 것을
느끼면서 등을 곧게 펴고 상체를 천천히
앞으로 내린다.

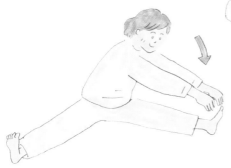

다리와 허리

바닥에 앉아 양 다리를 벌린다. 좌우 교대
로 다리를 향해 앞으로 몸을 숙인다. 발끝
을 몸 쪽으로 세우고 등 근육을 늘려 배가
허벅지에 붙도록 스트레칭하면 좋다.

허벅지

바닥에 다리를 앞으로 뻗고 앉아서 숨을 내
뱉으며 오른쪽 다리를 천천히 접는다. 무리
하지 말고 허벅지 앞쪽 근육을 늘리는 느낌
으로 스트레칭한다. 왼쪽 다리도 같은 방법
으로 스트레칭한다. 여유가 있다면 상체를
천천히 뒤로 젖혀보자.

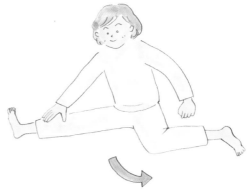

목욕 후에는 몸이 차가워지지 않도록 한다

욕조 안에서 따뜻해진 몸이 갑자기 식으면 모세혈관이 수축
하여 건강에 위협이 된다. 차가워진 몸으로 갑자기 뜨거운 물
에 들어가는 것도 위험하다. 특히 추운 시기에는 발끝부터 천
천히 물에 들어가며 입욕 후의 보온에도 주의를 기울이자.

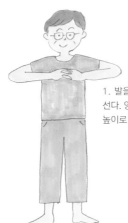

몸 비틀기 운동 + 역 복식호흡

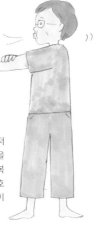

1. 발을 어깨넓이로 벌리고 선다. 양손 깍지를 끼고 가슴 높이로 올린다.

2. 허리를 오른쪽으로 90도 돌리고 먼저 숨을 내뱉으면서 배를 집어넣었다가 숨을 들이쉬면서 배를 내민다. 이것을 3회 반복한다. 허리를 왼쪽으로 90도 돌려 같은 호흡 방법을 3회 반복한다. 횡격막이 움직이는 것을 느끼면서 스트레칭한다.

4 운동과 호흡법으로 혈액순환을 더욱 원활하게

하반신 근육 트레이닝과 관절이나 근육의 모세혈관 혈액순환을 촉진하는 스트레칭을 함께 할 수 있는 것이 복식호흡이다. 겨우 호흡이라고 가볍게 봐서는 안 된다. 배를 사용하여 올바른 방법으로 제대로 호흡을 하면 내장 주위의 근육이 움직여 몸의 중심부터 혈액순환이 촉진된다. 또한 복식호흡을 하면 부교감 신경이 활성화되어 긴장이나 불안을 풀어주고 릴렉스할 수 있다. 이렇게 자율 신경을 스스로 정돈할 수 있으면 불면이나 짜증을 개선하고 스트레스를 이겨내는 힘을 얻을 수 있다. 모세혈관의 혈액순환도 좋아져 여러 가지 안 좋은 증상도 물리칠 수 있다.

여기에서 소개하는 운동과 호흡법은 무척 간단하다. 일하는 중간이나 긴장되는 상황, 취침 전 등의 상황에서 운동을 하면 흐트러졌던 자율 신경을 조절하는 데 도움이 된다.

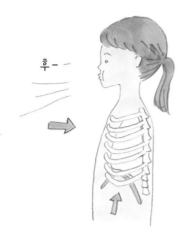

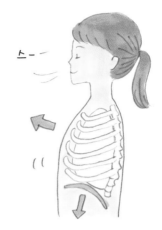

숨을 내뱉는다
가슴 쪽이 수축되고 횡격막이 느슨
해진다.
숨을 완전히 내뱉은 상태.
가슴과 배를 최대한 집어넣는다.

숨을 들이마신다
가슴 쪽이 넓어지고 횡격막이 수축
한다.
숨을 들이쉰 상태.
가슴과 배를 최대한 내민다.

4·4·8 복식호흡법

① 먼저 숨을 완전히 내뱉은 후 숨을 들이마시며 배를 내민다. 이 동작을 2~3회 반복한다.

② 4초에 걸쳐 배를 내밀며 숨을 들이마시고 4초 동안 숨을 멈춘 후 8초에 걸쳐 배를
집어넣으면서 천천히 숨을 완전히 내뱉는다.

③ ②의 복식호흡을 4회 실시한 후 잠시 쉬었다가 같은 방법으로 4회 반복한다.

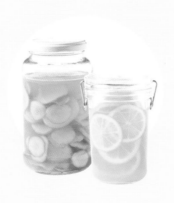